KB040416

이동엽 원장의
자세 혁명

• 이동엽 지음 •

동아일보사

이동엽 원장의

자세 혁명

1판 1쇄 발행 2013년 1월 1일 | 개정 증보판 2쇄 발행 2023년 4월 5일

지은이 | 이동엽
발행인 | 임채청
진행 | 문영숙
모델 | 허지은·박정학·윤선웅
펴낸곳 | 동아일보사 | 등록 | 1968.11.9(1-75) | 주소 서울시 서대문구 충정로 29(03737)
편집 | 02-361-0960 | 팩스 02-361-0979
인쇄 | 클로버리주식회사

저작권 ⓒ 이동엽
편집저작권 ⓒ 2023 동아일보사
이 책은 저작권법에 의해 보호받는 저작물입니다.
저자와 동아일보사의 서면 허락 없이 내용의 일부를 인용하거나 발췌하는 것을 금합니다.

ISBN 979-11-92101-20-0
값 18,000원

자세가 바르면 인생이 달라집니다

목이나 허리가 아파 병원을 찾았다가 자세 때문이라는 진단을 받으면 대부분의 환자가 대수롭지 않게 여깁니다. 디스크 질환만 아니면 크게 걱정할 필요 없고 척추도 건강한 것으로 믿어버리곤 하지요.

그러나 바른 자세가 전제되지 않고는 척추 건강도 장담할 수 없습니다. 바른 자세란 척추의 본래 형태를 잘 유지할 수 있는 자세를 말합니다. 우리 몸의 척추는 낱개의 뼈들이 서로 맞물려 있는 구조여서 자유롭게 움직일 수 있는 반면 휘거나 틀어지기도 쉬운 특성을 갖고 있습니다. 척추의 본래 형태가 유지되지 않는 자세를 취할 경우 처음에는 근육통 정도로 시작되지만 척추가 전반적으로 휘거나 비틀리기도 하고 디스크가 뒤로 밀리면서 목디스크나 허리디스크를 유발하기도 합니다. 바른 자세야말로 척추 건강의 기본이 되는 셈이죠. 그럼에도 척추에 문제가 생긴 이후 뒤늦게 바른 자세의 중요성을 깨닫는 이들이 적지 않습니다.

바른 자세는 성장기부터 노년기에 이르기까지 척추 건강은 물론 삶 자체에 큰 영향을 미칩니다. 골격이 형성되는 성장기에는 특히 바른 자세가 중요합니다. 척추를 곧게 유지해줘야 정상적인 성장이 가능하기 때문이죠. 어려서부터 자주 안거나 업어 키운 아이는 골반과 다리가 틀어진 체형으로, 스마트폰이나 컴퓨터를 장시간 사용하도록 방치한 아이는 목과 등이 구부정한 체형으로 성장할 가능성이 높습니다. 이렇게 성장기에 척추가 굽거나 틀어지면 타고난 키만큼도 성장하지 못할 뿐 아니라 체형도 불균형해져 몸매에도 악영향을 미칩니다.

또 척추가 곧지 못하면 혈관도 압박을 받기 때문에 혈액순환에도 장애가 생겨 집중력이 떨어집니다. 집중력이 떨어지면 당연히 학습 능률도 떨어지겠죠. 어린 시절부터 몸에 밴 자세는 쉽게 고치기도 어려워서 성인이 된 후에도 지속되곤 합니다. 불균형한 몸매는 한창 외모에 관심을 가질 나이에 자신감을 잃게 만들고 혈액순환이 잘 되지 않는 몸은 사회생활에서도 제 능력을 발휘하지 못하는 요인이 될 수 있습니다. 게다가 척추의 노화가 시작되는 30~40대 무렵이 되면 요통으로 고생할 확률마저 높아집니다.

사소해 보이는 자세 때문에 정상적인 성장과 균형 잡힌 몸매는 물론 학습 능률과 업무 효율, 나아가 사회활동에까지 지장을 초래하게 되는 셈입니다. 곧지 못한 척추는 본격적으로 노화가 진행되는 연령대에 접어들면 각종 문제를 일으키게 됩니다. 근력과 골밀도가 떨어지면서 점점 더 구부정한 몸매로 변해가고, 퇴행성 척추질환이 진행되면서 허리뿐 아니라 다리도 불편해집니다. 자녀양육과 경제활동으로부터 놓여나 편안한 인생 후반기를 보내야 할 시기에 허리가 굽고 통증으로 운신마저 불편해진다면 그보다 큰 고통은 없을 것입니다.

이 책에 〈자세 혁명〉이라는 다소 거창한 제목을 붙인 것도 이런 이유에서입니다. 많은 사람이 바른 자세를 척추질환 예방을 위해서만 필요한 지침으로 알고 있지만 실제로는 인생 전체에 영향을 미친다는 사실을 강조하고 싶었습니다. 자세만 바로 세워 생활해도 곧고 튼튼한 척추를 계속 유지할 수 있는데다 활력 넘치는 사회생활로 성공할 가능성도 높아지겠죠.

그러므로 건강한 인생, 성공하는 인생을 꿈꾼다면 척추부터 바로 세워야 합니다. 내 몸을 조금씩 무너뜨리는 나쁜 자세를 바로잡고 불균형한 체형을 교정하는 것만으로도 몸이 확 달라지는 것을 느낄 수 있습니다. 일상생활 속에서 척추의 형태가 잘 유지될 수 있는 자세를 취하도록 노력하고 스트레칭만 규칙적으로 해줘도 얼마든지 가능한 일입니다. 잘못된 자세 진단부터 관련 질환, 일상생활에서 바른 자세를 유지하는 법, 불균형한 체형을 바로잡는 스트레칭 요령까지 누구나 쉽게 이해하고 실천할 수 있도록 이 책에 상세히 담았습니다. 부디 이 책이 보다 많은 사람이 바른 자세의 중요성을 깨닫는 데 도움이 되기를 바라는 마음 간절합니다.

2023년 2월

이 동엽

Contents

Part 1
Posture Revolution

콕 집어 말하기 어려운
내 몸의 불편한 진실

Part 4
Posture Revolution

시작하자, 인생을 바꾸는 자세 혁명

Part 5
Posture Revolution

척추질환 예방하는
자세 교정 프로젝트

바른 체형 진단법

바르지 못한 자세는 반드시 체형의 변화를 불러온다. 평소 바른 자세를 잘 유지하고 있는지, 체형은 정상인지를 확인하려면 옆모습을 관찰해야 한다. 옆으로 서서 귀 중심부에서 수직으로 선을 그었을 때 어깨 끝의 중심부와 골반 중앙, 복사뼈가 일직선 상에 있어야 정상 체형이라고 할 수 있다.

어깨
어깨 중심선이 귀 중심선보다 앞으로 빠져 있으면 어깨가 구부정한 체형이라고 할 수 있다.

배
체형이 비정상이어도 윗배나 아랫배가 튀어나올 수 있지만 복부비만이어도 체형의 변화를 불러올 수 있다.

무릎
무릎이 안쪽이나 바깥쪽으로 틀어져 있으면 골반 변형으로 인한 다리 변형일 확률이 높다.

목
귀 중심부와 어깨 끝의 중심부가 일직선상에 있지 않고 귀가 어깨보다 앞으로 빠져 있는 경우 일자목(거북목)이 의심된다.

등
등이 엉덩이보다 뒤로 튀어나오지 않아야 하며 등 위쪽의 견갑골도 어느 한쪽이 튀어나오지 않아야 한다.

허리
등에서 허리로 이어지는 선은 완만한 S자형 곡선을 유지해야 한다.

엉덩이
일직선상에서 엉덩이가 지나치게 뒤로 빠져 있거나 앞으로 돌출돼 있는 경우 골반 변형이 의심된다.

척추 건강 확인하는 체크리스트

척추는 심각한 질환으로 진행되기까지 각종 증상으로 이상신호를 보내게 마련이다. 몸의 균형이 흐트러지면서 바른 자세를 취할 수 없게 되기도 하고 통증을 동반하기도 한다. 특히 다음과 같은 증상이 있으면 척추 건강의 적신호라고 할 수 있으므로 자세 교정과 운동 등을 통해 척추 건강을 지키려는 노력을 기울여야 한다. 잦은 통증이나 감각이상 증상은 이미 척추질환이 진행되는 단계일 수 있으므로 전문의의 진단을 받아보도록 한다.

1   목이 뻣뻣해서 앞뒤좌우로 자유롭게 움직일 수 없다.

2   목을 움직일 때 어깨와 팔, 손이 저리거나 손가락 끝까지 찌릿찌릿한 느낌이 있다.

3   머리가 자주 아프고 가끔 속이 메슥거리기도 한다.

4   어깨가 뻣뻣하고 결려서 360도 회전이 잘 되지 않는다.

5   한쪽 어깨로 가방 끈이나 브래지어 끈이 자꾸 흘러내린다.

6   등이 구부정한 것 같고 근육통을 자주 겪는다.

7   오래 서 있거나 앉아 있으면 허리가 쑤시듯 아파온다.

8   좀 무리하면 요통이 도졌다가 쉬면 괜찮아지는 등 만성요통에 시달린다.

9   허리를 앞으로 깊이 숙이거나 뒤로 젖히는 동작이 불가능하다.

10   다리를 한쪽 방향으로만 꼬아 앉을 수 있다.

11   엉덩이 뒤쪽이 무지근하고 골반이 빠질 듯 아프기도 한다.

12   걸을 때 허벅지와 종아리, 발 부위가 저리고 땅기는 증상이 나타난다.

13   다리가 전체적으로 시리고 감각도 무뎌서 낮은 턱에도 곧잘 걸려 넘어진다.

14   걸을 때 발이 평행이 되지 않고 안짱걸음이나 팔자걸음을 걷는다.

15   신발 밑창이 한쪽만 유독 빨리 닳는다.

Part 1 Posture Revolution

콕 집어 말하기 어려운
내 몸의 불편한 진실

바른 자세는

척추 건강에만 이롭다고 알고 있는 사람들이 많다.
자세가 바르지 못하면 허리 통증을 유발하기 쉽고
허리디스크, 목디스크 등 척추질환에 시달릴 위험이 증가하는 것이 사실이다.
그러나 자세는 척추 건강뿐 아니라 인생 전체에도 큰 영향을 미친다.

척추가 바로서야 곧은 성장이 가능하고 아름다운 몸매를 유지할 수 있으며
집중력을 발휘해 공부나 사회생활에서도 성공할 수 있기 때문이다.

균형 잡힌 몸매와는 거리가 먼 몸, 특별한 이상도 없는데 집중력이 떨어지는 증상,
늘 뻣뻣하고 잦은 허리 통증으로 고생한다면 이는,
척추의 균형이 무너지면서 비롯된 것일 수 있다.

등과 어깨가 구부정해서
옷맵시가 나지 않는다

 ▶ 유튜브 강의

누구나 건강하고 아름다운 몸매를 갖고 싶어 한다. 다이어트 정보가 끊이지 않고 범람하는 것도, 운동을 생활화하려는 인구가 느는 것도 모두 건강하고 아름다운 몸매를 가꾸고 싶어 하는 욕망의 사회적 현상이라고 할 수 있다. 그런데 몸매관리에 대한 관심은 지대하면서도 정작 몸매를 망치는 생활습관에 대해 신경 쓰는 사람은 별로 없다. 몸매를 망치는 생활습관 중 으뜸이 바로 나쁜 자세다.

무용가나 운동선수들의 유연한 몸을 보면 알 수 있듯이 우리 몸은 어떻게 쓰는지에 따라 관절의 운동 범위가 결정된다. 몸을 쓴다고 하면 일이나 운동하는 경우를 떠올리곤 하지만 일상에서 앉고 서고 걷고 눕는 행동이 모두 몸을 쓰는 과정이다. 따라서 일상에서 어떤 자세로 몸을 쓰는지에 따라 유연하거나 유연성이 떨어지는 몸이 될 수 있고 바르지 못한 자세를 지속적으로 취하면 체형에도 변형이 일어날 수 있다.

자세로 인한 체형 변형 가운데 흔히 볼 수 있는 증상이 등과 어깨가 구부정해지는 것이다. 나이가 들면 척추의 탄력과 근육의 힘이 떨어져 등이 구부정해지는 변형이 나타날 수 있지만 문제는 이런 증상이 청소년과 젊은 연령층에서도 드물지 않다는 점이다. 병적인 척추 변형이나 노화로 인한 현상외에 등과 어깨가 구부정해지는 원인은 단 하나, 나쁜 자세 때문이다.

몸매를 망치는 생활습관, 구부정한 자세

우리 몸의 척추는 중력을 견디고 외부 충격을 흡수하면서 몸의 중심을 잡기 위해 가장 효율적인 형태로 정렬돼 있다. 몸의 하중을 떠받치면서도 무게중심이 앞으로 쏠리지 않도록 목뼈는 옆에서 봤을 때 완만한 C자형 곡선으로 정렬돼 있고, 목 아래부터 허리까지는 역시 옆에서 봤을 때 완만한 S자형 곡선으로 정렬돼 있다. 이 뼈들은 하나로 이어져 있는 것처럼 보이지만 사실은 여러 개의 뼈가 블록처럼 쌓아올려진 형태를 하고 있다. 그리고 뼈와 뼈 사이에는 단단한 뼈들이 서로 맞부딪쳐 충격을 주지 않으면서 유연하게 움직일 수 있도록 완충 작용을 하는 디스크(추간판, 추간반)가 자리 잡고 있다. 성장하면서 하나로 합쳐지는 엉덩이뼈(천추) 5개와 꼬리뼈(미추) 4개를 제외한 목뼈(경추) 7개와 등뼈(흉추) 12개, 허리뼈(요추) 5개는 모두 디스크를 사이에 두고 연결된 형태를 띤다.

디스크가 척추뼈 사이에서 완충 작용을 할 수 있는 것은 디스크 속에 젤리 형태의 수핵이 들어 있기 때문이다. 건강한 디스크는 수핵의 양이 충분해 척추뼈 사이의 간격을 일정하게 유지해주고 몸을 앞으로 숙일 때는 앞쪽이 찌그러들면서 뒤쪽이 부푸는 모양으로 변했다가 몸을 펴면 원상태로 회복되면서 본래의 척추 형태를 유지할 수 있게 해준다.

그런데 탄성이 뛰어난 고무공도 오래 사용하거나 자꾸 충격을 주면 바람이 빠지면서 모양이 변하는 것처럼 디스크도 언제까지나 탱탱한 모양을 유지할 수는 없다. 나이가 들면 디스크 수핵의 수분이 줄어들고 검게 변하기도 하면서 탄성이 떨어지는데 디스크에 지속적인 충격을 가하면 젊은 나이에도 이와 같은 현상이 일어날 수 있다. 디스크에 가해지는 충격 가운데 가장 일상적인 것이 바르지 못한 자세다. 고개를 숙이거나 허리를 굽히면 디스크가 뒤로 밀려나는데 이런 자세를 오래 취하면 디스크의 탄성이 점차 떨어지면서 찌그러져 척추뼈 사이의 간격은 좁아지고 척추도 휘어지게 된다.

바른 자세란 디스크 모양을 잘 유지할 수 있는 자세

등과 어깨가 구부정한 사람의 경우 겉보기에는 뼈 자체가 굽은 것처럼 보이지만 사실은 디스크 앞쪽이 찌그러지면서 척추가 그 방향으로 기울어진 결과라고 할 수 있다. 척추는 일부가 기울면 다른 부위도 연쇄적으로 기울게 돼 있다. 등이 구부정하면 목과 허리도 바로 세울 수 없어 전반적으로 구부정한 자세를 취하게 되는데 이렇게 되면 목과 허리 쪽의 디스크 역시 탄성이 떨어져 목뼈와 허리뼈의 변형을 초래한다.

완만한 곡선형이어야 하는 목뼈와 허리뼈가 일자형에 가깝게 변형되는 식이다. 구부정한 사람일수록 거북 목처럼 목을 앞으로 뺀 자세나 허리가 굽은 듯한 자세를 취하게 되는 것은 이러한 이유에서다. 성장기부터 구부정한 자세가 습관화되면 척추의 변형 정도가 더욱 심각해질 뿐 아니라 척추가 곧게 자랄 수 없어 키 성장에도 장애가 따를 수 있다.

게다가 외관상으로도 결코 건강하고 아름다운 몸매라고 할 수 없다. 구부정한 체형은 아무리 다이어트를 하고 멋진 근육을 키워도 옷맵시가 나지 않는 것은 물론 늘 주눅 든 듯 자신감 없는 외모로 비칠 수 있기 때문이다.

결국 건강하고 아름다운 몸매는 건강한 디스크가 만드는 셈이다. 그리고 디스크를 건강하게 유지하기 위해서는 디스크 모양을 잘 보

존할 수 있는 자세를 습관화하는 것이 중요하다. 척추의 원상태를
유지하는 자세일수록 디스크도 잘 보존할 수 있으므로 바른 자세야
말로 건강관리와 몸매관리의 기본이라고 할 수 있다.

만성피로증후군에
시달린다

 ▶ 유튜브 강의

　　　　　요통 때문에 내원하는 환자들 가운데 "이렇게 피곤한 것도 혹시 척추 때문이냐"고 묻는 이가 종종 있다. 허리가 아프면 몸을 제대로 움직일 수 없어 피로감이 따르는 것은 당연하지만 요통을 자각하기 훨씬 이전부터 만성적인 피로에 시달렸다는 얘기도 흔히 듣는다. 허리가 아파서도 아닌데 척추 때문에 피로감을 느낄 수 있다는 사실이 언뜻 이해되지 않겠지만 알고 보면 척추와 만성피로증후군은 상당히 밀접한 관계가 있다.

　물론 피로의 원인은 다양해 피곤하다고 해서 모두 척추에 이상이 있다고는 할 수 없다. 척추의 이상보다는 과로, 수면 부족, 스트레스 등이 원인이 되는 경우가 더 많기 때문이다. 또한 현대인의 대부분이 바쁜 일상을 살아가므로 피로의 원인을 한두 가지로 단정 짓기 어려운 것도 사실이다. 그러나 충분한 휴식을 취해도 피로가 잘 가시지 않고 일상생활이 곤란할 만큼 극심한 피로를 느낀다면 척추 이상을 의심해볼 수 있다.

뭉친 근육과 마모된 인대 및 후관절이 만성피로의 원인

척추에서 비롯되는 피로감은 근육과 인대, 후관절이 약해지면서 시작되는 경우가 대부분이다. 이들 근육, 인대, 후관절 조직은 모두 낱개의 뼈로 구성된 척추가 흔들리거나 어긋나지 않도록 고정하면서 충격을 완화하는 역할을 한다. 인대는 탄력 좋은 끈처럼 척추뼈 앞뒤와 중간에서 뼈와 뼈 사이를 묶어주고 후관절은 척추뼈 뒤쪽에서 뼈와 뼈 사이를 고정시키며 근육은 탄탄한 벽처럼 뼈와 인대, 후관절을 둘러싸면서 척추를 보호하는 역할을 한다.

따라서 근육과 인대, 후관절이 모두 제 구실을 충실히 해야 척추뼈의 모양이 잘 유지될 수 있고 디스크에 전해지는 충격도 완화돼 디스크 손상을 방지할 수 있다. 그런데 자세가 바르지 못하면 이들 조직도 스트레스를 받아 퇴화하기 시작한다. 몸을 구부정하게 하거나 뒤트는 자세를 습관화하면 근육은 경직되면서 딱딱해지고 무리하게 늘어난 인대는 점차 탄력이 떨어진다. 후관절은 인대보다는 손상을 덜 받는 부위여서 노화가 진행되면서 문제를 일으키는 경우가 대부분이지만 비교적 젊은 연령에서도 척추에 과도한 충격을 반복적으로 가하면 관절의 연골이 닳아 충격흡수 기능이 급격히 떨어진다.

이들 조직은 몸의 균형을 위해 상호보완 관계에 있기 때문에 어느 한 부위에만 문제가 생겨도 다른 부위도 따라서 문제를 일으키게 돼 있다. 척추의 모든 조직이 건강할 때는 어느 부위도 크게 무리하는 일 없이 척추를 지지하고 충격을 완화할 수 있지만 이 균형이 깨지면 다른 부위로 부담이 전가되기 때문이다. 척추 근육이 외부의 충격을 제대로 완화시키지 못하면 인대와 후관절에 전해지는 충격이 늘어나 인대와 후관절의 마모 속도가 빨라지고 반대로 인대나 후관절이 먼저 마모돼도 근육의 부담이 늘어나 근육이 더욱 경직되는 식이다.

이렇게 근육이 경직되고 인대와 후관절이 마모되는 것만으로도 몸이 무겁고 뻐근한 피로감을 느끼게 돼 있다. 게다가 이들 조직이 척추를 제대로 지탱하고 잡아주지 못하기 때문에 척추 자체도 불안정해지고 충격흡수 기능과 유연성마저 떨어져 몸을 움직일 때마다 피로감이 급증하기도 한다.

더 늦기 전에 자세를 바로잡아 피로감을 해소하라

일반적인 피로는 잠을 충분히 자거나 스트레스 요인이 해소되면 풀리는 것이 보통이다. 단순히 근육이 뭉친 경우라면 스트레칭이나 안마,

물리치료 등으로도 피로가 풀리는 효과를 볼 수도 있다. 그러나 근육과 인대, 후관절이 동시에 문제를 일으키거나 어느 한 부위의 심한 경직 또는 마모가 진행되어 있는 상태라면 이 정도 조치로는 피로 해소에 아무런 효과를 볼 수 없다.

특히 디스크에 압박을 가하는 자세 때문에 척추가 휘어지거나 기울기 시작한 경우라면 척추를 지탱하기 위해 이 조직들이 더욱 무리하게 돼 피로가 해소되기는 커녕 점차 심해지는 증상을 보인다. 나중에는 단순히 근육이 뭉쳤던 부위가 수축된 채 굳어 근막동통증후군이 생기기도 하고 인대가 심하게 손상되면 인대통이 생기기도 하며 후관절의 연골이 닳아 뼈끼리 부딪치면서 후관절통이 생기기도 한다. 이 정도까지 진행된 후에는 자세를 바로잡아도 통증이 가라앉지 않기 때문에 전문적인 척추 치료가 필요하다.

따라서 만성적인 피로를 느낄 때는 무작정 휴식을 취할 것이 아니라 자세부터 바로잡는 것이 중요하다. 피로감의 원인이 척추에 있다면 자세를 바로잡는 것만으로도 근육과 인대, 후관절의 부담을 줄여 피로감을 해소할 수 있기 때문이다. 또 척추도 더 이상 기울지 않기 때문에 이들 조직의 퇴행을 멈추거나 속도를 늦출 수도 있다.

늘 머리가 멍하고
집중력이 떨어진다

 ▶ 유튜브 강의

　　　"계속 뒷목이 무겁고 뻣뻣한데 목디스크 아닌지 모르겠어요. 병원에서 고혈압은 아니라고 하는데…. 이것 때문에 일에 집중도 못하겠고 속도 메슥거리는 것 같아요."

　목디스크를 의심하며 내원한 30대 남자 환자가 호소한 증상이었다. 검사 결과 다행히 목디스크는 아니었고 컴퓨터 앞에서 업무를 처리하는 시간이 많다고 하니 자세 불량으로 인한 증상일 가능성이 높았다. 자세가 나쁘면 목, 등, 허리 부위에 무겁고 결리는 증상이나 척추질환이 유발될 수 있다는 것은 알아도 집중력까지 떨어진다는 사실은 모르는 사람이 대부분이다. 집중력은 육체가 아닌 정신의 문제라고 생각하기 때문이다.

　그러나 몸에 아무런 이상도 없는데 집중력이 떨어지는 경우는 거

24

의 없다. 집중력 저하는 대개 피로감을 동반하기 마련이어서 그저 피곤한 탓에 집중력도 떨어지는 것으로 이해하기 쉽지만 만성피로의 원인이 척추에 있는 경우가 많은 것처럼 집중력 저하도 척추질환 때문인 경우가 많다.

나쁜 자세로 인한 혈액순환 장애가 집중력 저하의 원인

흔히 집중력이 떨어진다고 할 때 머리가 무겁거나 멍하고 눈도 침침하다는 표현을 많이 쓴다. 모두 뇌로 산소가 제대로 공급되지 않을 때 일어날 수 있는 증상이다. 이는 혈액순환과 관련이 있다. 우리 몸은 심장에서 뻗어나가는 혈관을 통해 몸 곳곳으로 산소와 영양소를 공급하며 생명활동을 유지한다. 뇌는 물론 신체 말단 부위까지 산소와 영양소가 충분히 공급되려면 피를 뿜어내는 심장과 전달하는 혈관이 튼튼해야 한다.

그런데 심장과 혈관이 튼튼한데도 혈액순환이 잘되지 않는 경우가 있다. 잘못된 자세를 취했을 때다. 다리를 굽힌 채 오래 앉아 있으면 다리가 저리면서 감각이 마비되는 증상을 흔히 경험하는데 이는 다리를 굽히면서 주위 혈관이 압박을 받기 때문이다. 뇌로 가는 혈관에도 똑같은 현상이 일어날 수 있다.

심장에서 뇌로 가는 혈관 가운데 가장 압박을 받기 쉬운 부위가 목을 통과하는 혈관이다. 목을 바로 세우고 있을 때는 혈관을 압박하는 요인이 없어 혈액순환에도 문제가 없지만 고개를 숙이거나 비틀면 혈관도 구부러지면서 충분한 혈액이 뇌로 올라가지 못한다. 이렇게 되면 뇌 속의 산소와 영양소가 부족해져 뇌신경세포가 스트레스를 받으면서 집중력을 저하시키는 각종 증상이 시작된다. 앞의 환자가 얘기한 속이 메슥거리는 증상도 뇌 속의 산소와 영양소가 부족해지면 흔히 동반되는 증상이다.

학습능률과 업무효율 높이는 지름길은 자세 교정

이처럼 자세만 잘못돼도 쉽게 혈액순환 장애를 겪는 목 부위가 아예 변형된 채 굳어버리면 그때부터는 만성적인 집중력 저하에 시달리게 된다. 목뼈가 변형되면 주변 근육도 경직되기 때문에 혈관은 변형된 목뼈와 경직된 근육에 의해 동시에 압박당하는 이중고를 겪게 되는 셈이다. 그리고 정도가 더 심해져 뇌로 가는 신경까지 압박하게 되면 두통이 나타나기도 한다.

문제는 집중력 저하가 단순한 고통이 아니라는 데 있다. 한창 공부해야 할 나이에 집중력이 떨어지면 진로가 어긋날 수 있고 사회적 역량을 배가해야 할 시기에 업무에 집중하지 못하면 삶이 흔들릴 수도 있다. 수험생과 회사원들 가운데 상당수가 만성피로와 집중력 저하에 시달리고 있다는 사실은 자신이 지닌 능력을 충분히 발휘하지 못하는 사례가 적지 않음을 짐작케 한다.

실제 자세가 불량한 학생이나 회사원이 공부나 업무에서 좋은 평가를 받는 경우는 극히 드물다. 반대로 학업성적이 좋고 업무능력도 인정받는 사람일수록 자세도 올바른 경우가 많다.

집중력 저하는 정신력만으로는 극복할 수 없다. 아무리 집중하려고 노력해도 혈액순환이 원활치 않으면 소용없는 일이기 때문이다. 그러므로 집중력이 떨어질 때 우선적으로 해야 하는 노력은 혈관이 정상적인 모양을 회복하도록 자세를 바로잡는 일이다. 목뼈의 변형과 근육의 경직 정도가 심해 치료해야 하는 경우만 아니라면 바른 자세를 유지하는 습관만으로도 집중력은 얼마든지 향상된다.

아무리 힘을 줘도
아랫배가 들어가지 않는다

 ▶ 유튜브 강의

　　　　우리나라 여성들이 가장 빼고 싶어 하는 군살 1위는 단연 아랫배다. 흔히 똥배라고 하는데 아무리 다이어트를 해도 똥배가 없어지지 않아 고민하는 여성이 정말 많다. 예쁜 옷보다는 똥배를 가릴 수 있는 옷을 먼저 찾고 자리에 앉을 때면 더욱 튀어나오는 배를 가리기에 급급한 마음은 여성이라면 누구나 공감할 것이다.

　살이 찌면 내장에도 지방이 쌓여 배가 나오는 것은 당연하지만 정상 체중이거나 마른 체형인데도 아랫배만 볼록한 몸매도 흔히 보인다. 똥배의 원인으로는 운동 부족, 변비 등이 주로 꼽히는데 알고 보면 척추의 영향력도 무시할 수 없다. 특히 내장 지방이 정상인데도 아랫배가 나온 경우, 아무리 운동을 하거나 힘을 줘도 아랫배가 들어가지 않는 경우, 그리고 아랫배가 처진 경우라면 운동 부족이나 변비보다 척추 이상으로 인한 똥배일 확률이 높다.

남성은 여성보다 똥배 때문에 고민하는 사례가 적지만 척추에 문제가 있으면 남성도 똥배로부터 자유롭지 않다. 음주, 흡연으로 인한 내장지방이 많아서 배가 전체적으로 불룩한 남성이 대다수인 까닭에 똥배가 눈에 띄지 않는 사람이 많을 뿐이다.

똥배만 볼록 나온 몸매? 척추 변형을 의심하라

운동 부족이나 변비가 아닌데도 아랫배가 나온다면 척추가 앞으로 굽은 탓일 수 있다. 척추가 바로 서 있을 때는 중력이 몸의 앞쪽과 뒤쪽으로 분산되지만 앞쪽으로 구부정하면 뒷목과 등 쪽에 중력이 많이 작용하면서 반대쪽 몸은 밑으로 처지게 된다. 이때 가슴과 배가 전반적으로 처지지만 젊은 나이에는 근육이 버텨주기 때문에 아랫배만 볼록하게 나오는 것이다. 윗배가 튀어나온 경우에도 척추가 구부정하면 가슴과 배가 처지는 것은 같다. 다만 윗배가 전체적으로 처지기 때문에 아랫배는 상대적으로 덜 나와 보이고 대신 처진 가슴과 윗배 사이에 오목한 주름이 생기기도 한다.

반대로 척추가 뒤로 휘어도 배가 나와 보일 수 있다. 척추가 뒤로 휘는 경우는 앞으로 굽는 경우보다 드물기는 하지만 하이힐을 자주 신는 여성, 복부비만 또는 임신으로 부른 배를 지탱하기 위해 허리를 뒤로 젖히고 있는 자세가 습관화된 이들에게서 주로 나타난다. 허리가 뒤로 휘면 하이힐을 신지 않거나 살을 빼고 출산을 한 뒤에도 배가 나와 보이는 상태가 지속된다.

이렇게 척추가 앞이나 뒤로 휘면서 나오는 아랫배는 운동을 하거나 아랫배에 힘을 줘도 좀처럼 들어가지 않는다. 똥배를 빼기 위해 복근운동에 주력하는 사람이 많은데 운동을 하면 근육이 단단해져 밑으로 처지는 현상을 방지할 수는 있어도 아랫배 자체가 없어지지는 않는다.

똥배의 근본 해결책은 척추를 바로 세우는 것

척추가 굽으면서 나오는 아랫배를 해결할 유일한 방법은 척추를 바로 세우는 것이다. 그래야 가슴과 배가 당겨 올라가면서 아랫배도 들어가는 효과를 볼 수 있다. 상체를 구부정하게 숙이거나 상체를 힘없이 늘어뜨리고 있는 습관은 반드시 고쳐야 하고, 등의 근력을 키우는 것도 중요하다. 척추가 구부정해지는 가장 큰 원인은 잘못된 자세에 있지만 근력이 약해지면서 척추뼈를 제대로 잡아주지 못하는 것도 중요한 요인으로 작용한다. 근육이 탄탄하면 자세가 잘못돼도 척추가 비교적 서서히 변형되기 때문이다. 척추가 뒤로 넘어가면서 배를 내밀고 있는 것처럼 보일 때는 하이힐 대신 굽 낮은 신발을 신고 허리를 앞으로 당겨주는 운동을 병행해야 한다.

척추 변형으로 인한 아랫배를 방치하면 나이가 들수록 몸이 더 구부정해지면서 가슴과 배가 더욱 처져 볼품없는 몸매가 되기 쉽다. 나이가 들면 누구나 뼈는 구부정해지고 피부는 처지게 마련이지만 평소 얼마나 바른 자세로 생활하고 근력이 약해지지 않도록 노력하는지에 따라 노화 속도는 달라진다. 나이 들어서도 꼿꼿한 척추와 탄탄한 근육을 유지하는 사람이 있는 반면 젊은 시절부터 노인보다 못한 몸으로 살아가는 사람도 흔히 볼 수 있다.

그러므로 똥배가 고민이라면 다이어트를 시도하기 전에 자세 교정부터 하는 것이 옳다. 무리한 다이어트는 자칫 건강에 해가 될 수 있지만 자세를 바로잡는 것은 척추 건강을 지키는 데는 물론 노화를 늦추는 데도 도움이 된다. 다이어트를 위해 운동할 때도 자세가 바르지 않으면 운동 효과가 떨어지고 디스크나 관절, 인대 등을 상할 우려가 있으므로 바른 자세는 건강의 기본이라고 할 수 있다.

어깨 높이가 달라
가방을 한쪽 어깨로만 멘다

 유튜브 강의

　　　　　　'얼짱' '몸짱'에 이어 최근에는 '뒤태미인'까지 외모를 묘사하는 신조어가 꽤 많다. 얼굴과 몸매뿐 아니라 뒷모습까지 아름다워야 한다는 뜻인데 이 뒤태미인의 조건을 갖추기 위해서는 곧은 척추가 무엇보다 중요하다. 척추가 바로 서 있어야 균형 잡힌 뒤태가 가능하고 등골도 오목하게 패어 멋진 뒷모습을 연출할 수 있다.

　이 뒤태를 망치는 요인 중 하나가 바로 어깨 비대칭이다. 양쪽 어깨의 높이가 다르면 뒤태가 기우뚱해 보이고 옷을 입었을 때 한쪽 어깨가 처져 보이는 모양새가 되기 십상이다. 더 큰 문제는 척추 건강에도 영향을 미친다는 사실이다. 어깨 높이는 누구나 조금씩 다를 수 있고 척추질환과도 크게 상관없는 것으로 여겨 대수롭지 않아 하는 사람이 많은데 어깨 높이가 다르다는 것은 척추의 균형이 깨졌다는 뜻이므로 결코 가볍게 생각할 일이 아니다.

양쪽 몸을 고루 사용하지 않는 습관이 어깨 비대칭의 원인

성장기에 있는 청소년이라면 척추가 옆으로 휘는 척추측만증의 징후일 수도 있지만 성인의 어깨 비대칭은 잘못된 자세 때문인 경우가 대부분이다. 어려서부터 무거운 가방을 한쪽 팔로만 들거나 한쪽 어깨로만 멨던 사람들에게서 주로 어깨 비대칭이 발견되고 옆으로 누워 한 방향으로만 잠을 자는 사람, 한쪽 다리로만 체중을 지탱한 채 서 있거나 한쪽 다리만 지속적으로 꼬아 앉는 사람들도 어깨 높이가 다른 경우가 많다.

한마디로 양쪽 몸을 고루 사용하지 않는 습관이 원인이 되는 셈이다. 무거운 가방을 한쪽으로만 들거나 메면 몸의 균형을 맞추기 위해 무게중심이 반대쪽으로 기울고 옆으로 누워 한 방향으로만 잠을 자면 일자형이어야 할 척추가 옆으로 휘면서 어깨도 비뚤어진다. 또 한쪽 다리로만 체중을 지탱하거나 꼬아 앉는 경우에는 골반이 기우뚱해지면서 척추와 어깨뼈까지 기우는 결과로 이어진다. 우리 몸은 어느 한쪽의 균형이 깨지면 다른 부위도 연쇄적으로 균형이 깨지게 돼 있다. 어깨가 기울면 척추와 골반까지 연쇄적으로 틀어지고 반대로 골반이 먼저 틀어져도 척추를 거쳐 어깨까지 영향을 미치는 식이다.

어깨가 틀어지면 목뼈도 균형을 유지할 수 없으므로 어느 한 곳도 안전하다고 할 수 없다. 따라서 어깨 높이가 다를 때는 척추도 옆으로 휘어 있을 가능성을 생각해야 한다. 당장은 보기 흉할 정도도 아니고 통증도 없는 상태라고 해도 일찍 바로잡지 않으면 척추가 더욱 틀어져 통증이 시작될 수도 있다.

반대쪽 어깨로 가방 메는 연습을 하라

어깨 비대칭은 높낮이의 차이가 확연히 드러나지 않는 한 육안으로는 판별하기 어려운 경우가 많다. 그러나 본인만 감지할 수 있는 몇 가지 특징이 있다. 대표적인 특징이 한쪽 어깨로만 가방을 멘다는 것이다. 한쪽 어깨로는 편하게 가방을 메는 반면 반대쪽 어깨로는 끈이 자꾸 흘러내려 가방을 멜 수 없는 상태라면 어깨 비대칭이 틀림없다. 그밖에 브래지어 끈을 양쪽 똑같은 길이로 맞췄는데도 한쪽이 흘러내리는 경우, 목이 파인 옷을 입었을 때 한쪽 어깨로 목 부분이 쏠리는 경우에도 어깨 비대칭을 의심할 수 있다.

어깨 비대칭을 예방하기 위해서는 어린 시절부터 양쪽 어깨에 멜 수 있는 배낭 형태의 가방을 사용하는 것이 좋고, 한쪽 어깨에 메는 가방이라면 양쪽 어깨에 번갈아가며 메는 습관을 들여야 한다. 또 양쪽 몸을 고루 사용하는 습관도 어깨 비대칭을 예방하는 방법이다.

이미 어깨가 비대칭이라면 평소 가방을 멜 수 없던 어깨를 지속적으로 사용함으로써 균형을 맞춰줄 필요가 있다. 처음에는 어색하고 끈도 자꾸 흘려내려 불편하겠지만 양쪽 어깨로 가방을 멜 수 있는 상태가 될 때까지 노력해야 한다. 이렇게 어깨 비대칭을 불러온 습관을 고쳐나가면서 틀어진 어깨를 바로잡고 어깨 근육을 강화할 수 있는 운동을 병행하면 이전보다 한결 균형 잡힌 뒤태가 만들어진다.

엉덩이는 처져 있고
다리도 곧지 않다

균형 잡힌 몸매를 위해서는 어깨 대칭 못지않게 엉덩이와 다리 라인도 중요하다. 좌우 크기와 모양이 같으면서 탄력 있는 엉덩이와 곧게 뻗은 다리는 부러움의 대상이어서 처진 엉덩이와 휜 다리 때문에 고민하는 사람이 적지 않다. 엉덩이는 살이 찌거나 나이가 들면서 처지고 다리 모양은 타고나는 것으로 대개 알고 있지만 잘못된 자세도 무시할 수 없는 요인이다.

양쪽 발의 앞꿈치와 뒤꿈치를 붙이고 똑바로 섰을 때 무릎 사이가 벌어지는 다리, 무릎은 붙어도 종아리가 바깥쪽으로 휘어진 모양의 다리가 가장 흔하고, O자형 다리라고 해서 무릎 사이의 공간이 넓어 아치처럼 휜 다리도 드물지 않다. 그리고 다리가 많이 휜 사람일수록 엉덩이 모양도 예쁘지 않아서 좌우의 크기와 모양이 다르거나 아래로 처져 있기 십상이다. 다리가 안쪽으로 휘는 일명 안짱다리는 엉덩이가 처지는 대신 뒤로 튀어나오는 형태가 일반적이다.

　이처럼 다리가 휘는 각도에 따라 엉덩이의 모양이 달라지는 것은 골반과 다리뼈가 서로 연쇄작용을 하기 때문이다. 골반의 변형이 다리의 변형을 일으키고 반대로 다리 변형이 골반 변형을 일으키는 식이다.

처진 엉덩이와 휜 다리의 주원인은 골반 변형

원인은 유전적인 영향도 있지만 어린 시절부터 습관화된 자세 때문일 가능성이 높다. 우리나라 사람들에게 휜 다리가 많은 이유로 흔히 꼽히는 것이 좌식생활이다. 상체를 힘없이 늘어뜨린 자세로 바닥에 앉는 경우가 대표적인데 이런 자세는 척추를 구부정하게 만드는 동시에 골반을 앞으로 기울게 만든다. 골반이 앞으로 기울면 엉덩이 근육은 처지고 허벅지는 바깥쪽으로 틀어져 휘는 모양새가 되는 것이다. 양반다리도 같은 결과를 초래하는 수가 있다. 특히 양반다리를 할 때 위로 올라가는 다리가 항상 일정하면 양쪽 골반의 높이가 달라져 엉덩이의 좌우 균형이 어긋난 상태로 처지기 때문에 다리 길이에 차이가 생기기도 한다. 또 입식생활을 하더라도 의자 끝에 엉덩이를 걸치고 앉아 상체를 뒤로 눕히는 자세를 반복하면 역시 처진 엉덩이와 바깥으로 휜 다리를 만들 수 있다.

똑바로 섰을 때 양쪽 무릎은 붙는데 양쪽 발이 붙지 않는 안짱다리는 주로 골반이 뒤로 처지면서 유발된다. 어려서부터 자주 무릎을 꿇고 앉거나 다리를 M자형으로 만들고 앉으면 골반이 뒤로 빠지면서 엉덩이는 튀어나오고 허벅지는 안쪽으로 틀어져 안짱자리가 만들어진다. 그밖에 엉덩이와 허벅지에 살이 많이 쪄도 종아리가 안쪽이나 바깥쪽으로 틀어질 수 있는데 비만이 원인인 경우에는 살이 빠지면서 저절로 개선되기도 한다.

휜 다리 바로잡으려면 골반 교정부터

이렇게 엉덩이가 처지거나 튀어나오면서 다리가 휜 체형은 미관상으로도 좋지 않지만 건강에도 문제가 된다. 체중 부하로 인해 다리가 더 심한 각도로 휠 위험이 있기 때문이다. 다리의 각도가 벌어지기 시작하면 골반이 기우는 속도도 점점 빨라지면서 척추에도 문제가 생길 수 있고 무릎 관절에도 악영향을 미쳐 걸음걸이까지 불안정해질 수 있다. 게다가 나이가 들면 무릎 연골이 약해지기 때문에 휜 정도가 더욱 심해지면서 퇴행성 관절염을 촉발하기도 한다.

여성들 가운데는 휜 다리를 교정하기 위해 양쪽 다리를 묶고 자거나 교정치료를 받기도 하고 심지어 엉덩이와 다리의 성형수술을 선택하기도 하는데 이는 근본적인 해결책이 될 수 없다. 휜 다리를 교정하려면 골반부터 바로잡아야 하기 때문이다. 골반이 기울어 있으면 다리를 묶거나 교정치료를 받아도 원상태로 돌아가게 마련이고 성형수술로 엉덩이와 다리 모양을 다듬을 수는 있어도 이미 균형이 깨진 척추까지 해결할 수는 없다.

휜 각도가 심해 무릎 통증을 동반하거나 퇴행성 관절염으로 진행된 상태라면 수술을 해야 하지만 그렇지 않은 경우에는 자세 교정을 통해 골반이 더 이상 기울지 않도록 하는 것이 우선이다. 그리고 기울어진 골반을 바로잡을 수 있는 운동을 하는 것이 시간은 오래 걸려도 척추 건강을 지키면서 처진 엉덩이와 휜 다리를 동시에 개선할 수 있는 방법이다.

요통은 없지만
허리를 쓰는 데 자신이 없다

 ▶ 유튜브 강의

"예전에는 아이가 뛰어들면 번쩍 안아서 들어 올렸는데 지금은 아이가 뛰어오면 덜컥 겁부터 나요. 제 허리에 뭔가 문제 있는 거 맞죠? 이러다 디스크 걸리는 거 아닌지 모르겠어요."

주변에서 흔히 듣는 얘기가 허리가 부실해서 걱정이라는 내용이다. 요통이나 특정한 척추질환이 없는데도 허리를 쓰는 데 자신이 없다고 할 때 대개 두 가지 원인을 추측할 수 있다.

첫째가 척추의 근력이 약해진 경우다. 평소 움직임이 적거나 운동을 하지 않아 전반적으로 근육이 퇴화하면 허리 근력이 떨어지는데 이 경우 허리 주변의 근육이 척추를 받쳐주지 못하기 때문에 허리를 쓰는 데 자신이 없어진다. 허리에 힘이 들어가지 않으니 조금만 무리해도 허리를 삐끗할 것 같아 허리 쓰는 일을 자꾸 기피하게 되는 셈이다. 이런 증상을 오래 방치하면 근육이 점점 퇴화해 더욱 약한 허리가 될 가능성이 높다.

둘째는 특정 질환을 진단받지는 않았지만 허리가 불편한 경우다. 평소에는 괜찮다가도 오래 앉아 있거나 오래 서 있으면 허리와 엉덩이 주변이 뻐근해오면서 뻣뻣하게 굳는 증상을 자주 경험하는 사람들이 대표적이다. 허리 근력이 약해 척추뼈가 많은 부담을 떠안으면서 이 같은 증상이 나타나기도 하지만 인대 마모나 디스크 퇴화에 따른 증상일 가능성도 배제할 수 없다.

요통 없다고 허리 건강 자신하지 마라

보통 척추질환이라고 하면 요통부터 떠올리는 것이 일반적이다. 그러나 요통은 통증을 유발하는 신경이 자극을 받을 때만 시작된다. 신경이 죽은 부위는 아무리 자극을 가해도 통증을 느낄 수 없는 것처럼 요통도 자극이 신경을 통해 뇌로 전달돼야 느낄 수 있는 감각이다. 따라서 척추에 문제가 있어도 신경을 자극하지만 않으면 요통이 나타나는 경우는 없다.

요통을 느끼게 하는 신경은 척추를 관통하는 척수신경과 척수신경으로부터 갈라져 나온 신경근이다. 척수신경은 수만 가닥의 신경이 모여 신경다발을 형성하고 있고 척추관이라고 하는 얇은 관으로

둘러싸여 있다. 그리고 척수신경으로부터 갈라져 척추관 밖으로 나온 신경근들이 척추뼈 사이사이로 빠져나와 신체 각 부위로 퍼져나가는 모양을 하고 있다. 척추관은 척추뼈와 후관절 사이, 즉 디스크 뒤쪽을 수직으로 관통한다. 그래서 디스크가 뒤로 밀릴 때 척수신경을 건드려 요통을 느끼는 것이다. 척수신경이 눌리면서 다리 쪽으로 연결되는 신경근을 자극하는 경우에는 통증이 다리까지 확대되기도 한다.

그런데 디스크에 문제가 있어도 척수신경이나 신경근을 건드리지 않는 수가 있다. 디스크가 뒤로 밀리는 대신 그 자리에서 찌그러들기만 하거나 검게 변하면서 딱딱해지는 경우가 대표적이고 디스크 속의 수핵이 터져도 척수신경 쪽으로 흘러내리지만 않으면 요통이 느껴지지 않는다. 인대가 마모된 경우에도 주변 신경근에 자극을 가할 때만 인대통이 나타나게 되므로 역시 통증이 없다고 해서 인대가 건강하다고는 할 수 없다.

허리 쓰는 데 자신 없는 것은 척추의 이상 징후

따라서 요통을 기준으로 척추의 건강 여부를 판단해서는 안 된다. 요통이 심하면 당연히 병원을 찾아 치료해야 하지만 요통이 없다고 해서 안심할 수는 없다는 뜻이다. 특히 허리를 쓰는 데 자신이 없는 상태라면 근력도 떨어지고 인대와 디스크에도 문제가 있을 가능성이 높으므로 척추 건강에 관심을 가져야 한다.

그렇다고 갑자기 무리한 운동을 시작하는 것은 금물이다. 허리 근력이 떨어진 상태에서 무리한 운동을 갑자기 시작하면 척추를 다칠 우려가 있다. 처음에는 걷기를 통해 허리 근력을 조금씩 강화한 후 허리를 쓰는 데 자신이 생겼을 때 점진적으로 강도 높은 스트레칭이나 근력운동을 하는 것이 안전하다. 그리고 무엇보다 중요한 것이 자세를 바로잡는 일이다. 바른 자세를 유지한다고 해서 이미 퇴화한 인대와 디스크가 회복되는 것은 아니지만 퇴화 속도를 늦춰 척추 변형이나 척추질환으로 악화되는 상황을 예방할 수는 있다.

Part 2 Posture Revolution

내 몸 무너뜨리는
사소한 생활습관

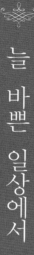

늘 바쁜 일상에서

자세까지 신경 쓰기란 여간 어려운 일이 아니다.
일이나 공부에 집중하다보면
어느새 바른 자세와는 거리가 먼 모습을 하고 있기 일쑤고
이미 습관이 돼버린 자세를 바꾸는 것도 쉽지 않다.

그러나 우리 몸의 척추는 단기간에 병들지 않는다.
오랜 세월 척추에 가해온 부담과 스트레스가 서서히 척추의 균형을 무너뜨려
심각한 척추질환을 유발한다.

때늦은 후회를 하기 전에 내 척추를 괴롭히는 생활 속 자세부터 점검하자.

쉴 때는 늘 누워서
텔레비전을 본다

 유튜브 강의

"주말 내내 뒹굴면서 푹 쉬었는데 왜 이렇게 허리가 아프지?"

무리하거나 스트레스에 시달리는 일 없이 휴식을 취했는데도 몸이 뻐근하고 허리도 아프다는 하소연을 종종 듣는다. 허리가 아플 만한 이유가 딱히 없다는 얘기겠지만 따지고 보면 원인 없는 통증은 없다. 자신은 충분히 쉬었다고 생각해도 척추에는 부담을 주는 자세로 쉬었을 가능성이 높기 때문이다.

우리나라 사람들이 휴식을 취하면서 하는 가장 일반적인 행동이 텔레비전을 시청하는 것이다. 그것도 앉아서 시청하는 사람보다 누워서 시청하는 사람이 상당히 많다. 앉은 자세보다 누운 자세가 척추의 부담을 덜어주기는 하지만 텔레비전을 보기 위해 취하는 자세는 척추에 이롭지 않은 경우가 대부분이다. 척추의 균형을 깨뜨리지 않는 자세로 똑바로 누워서는 시청하기 어려운 탓이다.

목을 높이 받칠수록 척추는 힘들어한다

소파에 옆으로 누워 팔베개를 하거나 소파 팔걸이를 베는 자세가 최악이라고 할 수 있다. 척추는 옆에서 봤을 때는 완만한 S자형, 뒤에서 봤을 때는 곧은 일자형을 유지하는 것이 정상인데 소파에 옆으로 누우면 일자형이어야 할 척추가 활처럼 휘는 모양을 띤다. 소파가 푹신하고 목을 높이 받칠수록 휘는 각도가 심해지기 때문에 텔레비전을 보는 동안 척추는 줄곧 스트레스를 받을 수밖에 없다.

침대에 누워서 보는 경우도 마찬가지다. 침대에 누워서는 대개 베개를 높이 받쳐 상체를 비스듬히 세우고 발치에 있는 텔레비전을 시청하는 것이 일반적이다. 이 경우 C자형이어야 할 목뼈는 역C자형으로 변하고 등이 굽으면서 척추의 S자형 곡선이 흐트러져 역시 척추에 부담을 주게 된다. 이런 자세를 오래, 그리고 자주 취하면 상체의 하중이 허리 아래로 쏠리기 때문에 허리와 엉덩이 사이에 있는 디스크가 손상되기 쉽다.

하루 종일 앉아서, 또는 서서 생활하느라 척추에 많은 부담을 주면서 쉴 때조차 척추를 불편하게 하면 척추의 균형이 깨져 디스크 질환을 유발하기 쉽고 척추 변형이 생길 수도 있다. 따라서 휴식을 취할 때는 낮 동안 쌓인 척추의 긴장과 스트레스를 풀어주어야 한다.

바른 자세 유지하고 시청 시간 줄이는 것이 관건

이를 위해서는 텔레비전을 보는 동안에도 척추의 곡선이 잘 유지될 수 있는 자세를 취하는 것이 중요하다. 누워서 시청하는 경우라면 척추가 휘지 않도록 너무 푹신하지 않은 곳에 옆으로 누워 목을 편안하게 받칠 수 있는 베개를 베는 것이 그나마 안전하다. 한쪽 방향으로만 눕지 말고 반대쪽 방향으로도 누워 척추의 균형을 맞춰주는 것도 중요하다. 가장 좋은 자세는 앉아서 시청하는 것이다. 소파에 앉아 허리 뒤에 쿠션을 받쳐 척추의 S자형 곡선이 유지되도록 하고 목을 바로 세운 상태에서 편안하게 내려다볼 수 있도록 텔레비전의 위치는 눈높이보다 약간 낮은 곳에 두도록 한다. 이때 소파보다 낮은 의자에 다리를 올리면 한결 편안한 자세를 취할 수 있다.

그러나 무엇보다 중요한 것은 텔레비전 시청 시간을 줄이는 것이다. 자세가 아무리 좋아도 같은 자세를 1시간 이상 유지하는 것은 척추에 부담이 되기 때문이다. 꼭 봐야 할 프로그램만 바른 자세로 시청하고 장시간 시청할 때는 틈틈이 스트레칭을 해서 근육의 긴장을 풀어주어야 한다.

컴퓨터와 스마트폰을
장시간 사용한다

 ▶ 유튜브 강의

　　　　요즘 대중교통을 이용하거나 거리에 나가보면 온통 고개 숙인 사람들로 가득하다. 2012년 8월 말 현재, 가입자가 3000만 명을 넘어섰다는 스마트폰 이용자들이다. 스마트폰은 통화나 문자를 주고받고 음악 정도만 즐기던 기존 휴대전화와는 달리 언제 어디서나 네트워크를 통해 다양한 서비스를 이용할 수 있기 때문에 컴퓨터보다 중독성이 강한 것으로 알려져 있다. 잠들기 전까지 스마트폰을 끼고 사는 사람이 대다수고 친구나 가족들과 함께 있는 자리에서도 스마트폰을 들여다보고 있는 광경도 낯설지 않다.

　스마트폰은 얼굴 앞에 들고 사용하는 자세가 오히려 어색해서 고개를 숙인 채 사용하게 마련이다. 컴퓨터를 사용할 때는 주로 목을 길게 빼는 자세가 되는 반면 스마트폰을 사용할 때는 목을 아예 역

C자로 꺾은 자세가 되는 셈이다. 컴퓨터든 스마트폰이든 오래 사용하면 목이 뻣뻣하고 심한 피로감을 느끼는 것은 눈을 혹사한 탓이기도 하지만 목뼈를 심하게 꺾은 상태가 지속되기 때문이다.

목디스크 유발하는 일자목

이런 상태가 오래 지속되면 경추 부위의 디스크가 뒤로 밀리면서 목뼈의 형태가 변형되기 시작한다. 완만한 C자형이어야 할 목뼈가 일자형으로 바뀌는데 실제 X-ray를 찍어보면 목뼈가 대나무처럼 뻣뻣하게 변해 있는 사례가 흔히 발견된다. 이렇게 목뼈의 형태가 변하면 머리의 무게를 유연하게 떠받칠 수 없기 때문에 머리가 내리누르는 힘에 의해 목뼈는 더욱 피곤해진다. 보통 목이 1cm 앞으로 빠질 때마다 목뼈에는 약 2~3kg의 하중이 가해지는 것으로 알려져 있다. 일자목에 가까울수록 하중은 더욱 커져서 최대 15kg까지 가해질 수 있다. 한마디로 무거운 쇳덩이가 뒷목을 누르는 것과 같은 상태가 되는 셈이다. 목뼈에 이처럼 큰 하중이 걸리면 디스크의 간격이 좁아지는 등 디스크의 퇴행이 점점 빨라진다. 그래서 일자목을 가진 사람일수록 목디스크에 걸릴 위험이 높아지는 것이다.

목은 척추 중에서도 뼈가 가늘고 목뼈를 잡아주는 근육과 인대의 힘도 상대적으로 약해서 부상을 당하기도 쉽고 나쁜 자세로 인해 변형되기도 쉽다. 그렇지 않아도 다치기 쉬운 목 부위가 일자목이나 일자형에 가깝게 변형돼 있으면 유연성이 떨어져 작은 충격에도 쉽게 부상을 당하거나 심각한 손상을 입을 수 있다. 경미한 교통사고에도 목을 삐끗하거나 디스크 증상이 나타나기도 하고 심하면 척수신경을 다쳐 하지마비, 또는 전신마비로까지 이어지기도 한다.

고개 숙인 자세, 목을 길게 빼는 자세가 일자목의 주요인

일자목으로 변하면 처음에는 뒷목이 좀 뻣뻣하고 목과 어깨가 무거우면서 목을 움직이는 데 어려움을 느끼는 정도여서 운동 부족으로 치부하기 십상이다. 이 때문에 운동을 하는 사람이 많은데 이미 일자형으로 변형된 목을 가진 사람이나 디스크가 돌출돼 있는 사람이 함부로 운동을 하면 부상의 위험이 증가하고 디스크 증상이 악화될 수 있다. 그러므로 목이 불편하면 반드시 전문의를 찾아 일자목으로 인한 증상인지, 단순한 피로 누적이나 운동 부족 때문인지를 확인하는 것이 안전하다.

일자목을 예방하기 위해서는 컴퓨터와 스마트폰의 사용 시간을 줄이고 바른 자세로 사용하는 습관을 들여야 한다. 컴퓨터를 사용할 때는 모니터를 들여다보기 위해 목을 길게 빼지 않도록 의자와 모니터의 위치를 조정하고 스마트폰은 고개를 숙이는 대신 손으로

들어올려 사용하는 것이 좋다. 또 20~30분에 한 번씩 고개를 뒤로
젖혀 긴장된 근육을 풀어주어야 목뼈가 변형된 상태로 근육이 굳지
않는다.

출퇴근 시간에는
부족한 잠을 보충한다

 ▶ 유튜브 강의

출퇴근 시간에 흔들리는 차 안에서 부족한 잠을 보충하는 습관도 척추 건강에 좋지 않다. 목 받침이 없는 좌석에서 앉은 자세로 자야 하므로 고개를 숙이거나 옆 또는 뒤로 꺾은 채 졸게 마련인 탓이다. 이런 자세로 잠을 자면 깨어 있을 때보다 더 심한 각도로 목이 꺾이고 꺾인 목으로 머리의 하중이 더 크게 실리기 때문에 의식이 있는 상태보다 훨씬 위험하다.

목을 지속적으로 움직이면서 꾸벅꾸벅 조는 경우에는 자칫 목을 삐끗하게 될 위험도 높다. 또 목이 꺾인 상태에서 지하철이나 버스가 급정거나 급출발이라도 하게 되면 목뼈와 디스크에 가해지는 충격을 완화하지 못해 심각한 부상을 당할 가능성이 있고 뻣뻣한 일자목을 가진 경우에는 목디스크의 원인이 되기도 한다.

목 받침 없는 의자에서 조는 습관은 금물

출퇴근 시간이라고 해봐야 길지 않은 시간이고 몇 십 분 조는 것이 얼마나 위험하겠느냐고 생각할 수도 있다. 그러나 짧은 시간이라고 해도 반복적으로 충격을 가하면 어느 부위든 손상이 진행될 수밖에 없다. 척추는 반복적이고 지속적인 충격으로 인해 서서히 손상되다가 척수신경과 신경근에 영향을 미쳐서야 비로소 통증과 기능장애가 유발되기 때문에 평소 이상을 느끼지 못한다고 해서 안심해서는 안 된다. 특히 이미 일자목이 진행돼 있거나 디스크가 돌출돼 있는 경우라면 차 안에서 졸다가 삐끗하는 사소한 충격만으로도 인대가 손상되거나 디스크 환자가 될 수 있다.

따라서 목 받침이 없는 좌석에서 졸거나 잠을 자는 것은 피해야 한다. 졸음을 참을 수 없을 때는 차라리 일어서서 몸으로 중심을 잡으며 서 있는 것이 척추 건강에는 훨씬 이롭다. 기차나 비행기를 장시간 타는 경우에는 반드시 목 받침이나 목 베개를 이용해 목을 고정시킨 상태에서 고개를 약간 뒤로 젖히고 잠을 청하는 것이 목의 피로를 풀고 목디스크도 예방하는 방법이다. 이때 허리와 등을 의자 등받이에 밀착시켜야 몸의 하중이 의자에 실려 척추의 부담을 줄일 수 있다.

책상에 엎드려
자는 시간이 많다

 ▶ 유튜브 강의

　　　　책상 앞에 앉아 있는 시간이 긴 사람일수록 휴식도 책상 앞에 앉은 채 취하는 경우가 많다. 책상에서 취하는 일반적인 휴식이 엎드려 자는 것이다. 직장인도 종종 책상에 엎드려 쪽잠을 자는 경우가 있지만 이런 모습이 가장 일상적인 곳은 역시 학교다. 공부에 쫓기는 고학년일수록 부족한 수면 시간을 쪽잠으로 보충하려 드는데 등받이가 낮은 학교 의자에 앉아서는 책상에 엎드려 자는 방법 밖에 없다.

　이렇게 엎드린 자세에서는 척추가 크게 휘면서 허리 아래쪽으로 무게중심이 쏠리기 때문에 허리와 엉덩이 사이 디스크에 부담을 주게 된다. 또 호흡을 위해 목을 옆으로 비틀고 엎드리면 목뼈부터 골반까지 척추가 전체적으로 틀어져 척추 변형의 원인이 될 수도 있다. 팔로 머리를 받치는 경우에는 팔과 어깨까지 압박을 받아 팔저림 증상과 어깨 통증이 유발되기도 한다.

책상에 엎드려 자야 할 때는 책이나 쿠션 높이 받쳐야

성장기에 있는 청소년이 이런 자세로 자주 쪽잠을 자버릇하면 척추가 앞으로 휘거나 옆으로 틀어져 키 성장에 장애가 될 수 있다. 게다가 엎드린 자세를 오래 유지하면 책상에 가슴이 눌려 폐 기능도 저하될 수 있고 혈액순환도 제대로 되지 않아 집중력도 떨어지는 결과를 낳는다. 부족한 잠을 보충하려다가 성장장애와 집중력 저하라는 부작용을 불러올 수 있는 것이 엎드려 자는 습관인 셈이다.

그렇다고 쏟아지는 졸음을 마냥 참을 수도 없고 제한된 공간에서 편한 잠을 잘 수도 없다. 책상에 엎드려 자는 시간은 최대한 줄이되 어쩔 수 없이 쪽잠을 자야 하는 경우라면 척추의 부담을 최대한 덜어주려는 노력이 필요하다. 책이나 쿠션을 높이 받쳐 허리가 많이 휘지 않도록 하고 한쪽 방향으로 척추가 비틀리지 않도록 좌우로 방향을 바꿔주도록 한다. 의자를 뒤로 뺀 상태에서 책상 끝에 엎드리면 상체의 무게가 허리 아래쪽에 더욱 많이 실리고 등 근육도 경직되므로 의자를 바싹 당겨 상체의 무게가 책상에 많이 실리도록 엎드리는 것이 좋다.

그러나 엎드려 자는 자세는 아무리 노력해도 척추에는 해가 된다. 따라서 10~15분 이상 엎드려 있지 않도록 하고 엎드려 잔 다음에는 반드시 스트레칭으로 틀어진 척추를 바로잡아야 한다.

습관적으로
다리를 꼬고 앉는다

 ▶ 유튜브 강의

        우리 몸의 척추는 원형을 그대로 유지할 때 가장 스트레스를 덜 받아 건강하게, 오래 사용할 수 있다. 따라서 의자에 앉을 때도 척추의 곡선이 잘 유지되도록 상체를 바로 세우는 것이 중요하다. 그런데 상체를 바로 세우는 것은 고사하고 아예 척추가 틀어진 자세로 앉는 사람이 정말 많다. 대표적인 자세가 다리를 꼬고 앉는 것이다.

  다리를 꼬는 자세는 꼬지 않은 자세보다 여유 있어 보이고 여성의 경우 다리를 붙여 앉는 자세보다 꼬아 앉는 쪽이 상대적으로 신경이 덜 쓰여 선호하는 경향이 있다. 문제는 이렇게 다리를 꼬고 앉을 수밖에 없는 경우 척추가 틀어진다는 데 있다. 꼬아 올린 다리 쪽의 골반이 위로 들리면서 틀어지는데 골반이 틀어지면 척추도 전반적으로

59

틀어지게 돼 있다. 그리고 척추와 골반이 틀어지면 다리도 살짝 비틀리면서 자주 꼬아 올린 쪽의 다리가 짧아지는 현상이 나타난다.

척추는 미세하게라도 본래의 정렬 상태가 흐트러지면 비틀리거나 굽은 쪽으로 조금씩 기울어지기 때문에 나이가 들수록 골반과 척추가 점차 틀어져 나중에는 한쪽으로 기우뚱한 몸이 될 수도 있다. 한쪽 방향으로만 다리를 꼬고 앉는 사람이라면 이미 그 방향으로 골반과 척추가 틀어진 경우일 가능성이 높다.

척추 비틀림 방지하려면 양쪽 다리 번갈아 꼬는 것이 그나마 안전

다리를 꼬고 앉는 자세가 습관이 되면 같은 자세를 취해야만 편안하기 때문에 자신도 모르게 의자에 앉기만 하면 다리를 꼬게 된다. 그러므로 습관을 바로잡을 때까지는 의식적으로 다리를 꼬지 않으려는 노력을 기울여야 한다. 무릎 위에 가방이나 책을 올려두면 무심코 다리를 꼬는 동작을 의식할 수 있어 자세 교정에 도움이 된다. 또 습관이 채 고쳐지지 않아 다리를 꼬고 앉았을 경우에는 반드시 반대쪽으로도 다리를 꼬아 골반과 척추가 한쪽으로 틀어지지 않도록 주의해야 한다. 한쪽 방향으로만 다리를 꼬고 앉는 경우 어렵더라도 한동안은 반대쪽 다리를 꼬아 앉는 연습을 해주면 틀어진 척추를 바로잡는 효과를 볼 수 있다.

다리를 꼬지 않고 앉을 때는 무릎을 지나치게 붙이려고 하지 말고 다리를 자연스럽게 내려놓는 것이 가장 좋다. 짧은 치마를 입은 여성들은 다리를 옆으로 가지런히 모아 앉는 자세를 흔히 취하는데 이 자세도 골반과 척추를 틀어지게 하기는 마찬가지다. 또 아무리 바른 자세를 취해도 지나치게 푹신한 의자에 앉으면 골반이 뒤로 빠지면서 척추의 원형을 유지할 수 없으므로 의자 선택도 중요하다.

자주 턱을 괴거나
팔짱을 낀다

        책상에 앉아 손으로 턱을 괴거나 팔짱을 끼는 자세는 척추와 크게 상관없는 것으로 생각하기 쉽다. 이런 자세를 취한다고 해서 척추가 눈에 띄게 휘거나 틀어지지는 않기 때문이다. 그러나 턱을 괴거나 팔짱을 끼는 자세도 장기적으로는 척추 건강을 위협하는 요인이 된다.

  우선, 손으로 턱을 괴는 자세는 상체를 바로 세우고 앉아서는 취하기 어렵다. 책상이나 의자 팔걸이에 팔을 걸친 상태에서 상체를 기울여 괴게 되는데 이때 목뼈는 옆으로 비딱한 모양으로 변한다. 이렇게 되면 일자목이 아니라 목뼈가 옆으로 틀어지면서 인대가 손상되고 목디스크에 걸릴 위험이 증가한다. 또 한쪽 방향으로만 턱을 괴는 습관은 턱관절에도 영향을 미쳐 얼굴형을 비대칭으로 만들기도 한다.

턱 괴고 팔짱 끼는 습관도 척추건강 위협한다

턱을 괴는 습관이 있는 사람은 다리도 꼬아 앉는 경우가 많은데 척추 건강에는 최악의 자세라고 할 수 있다. 상체를 바로 세우지 않는 사람일수록 머리의 무게를 지탱하기 위해 손으로 턱을 괴는 경우가 많으므로 상체를 바로 세워 앉는 습관을 갖는 것이 중요하다. 손으로 턱 대신 머리를 괴는 자세도 마찬가지이므로 피해야 한다.

가슴 앞에서 팔짱을 끼는 습관도 턱을 괴는 습관만큼은 아니지만 역시 척추에 나쁜 영향을 미친다. 팔짱을 끼는 자세를 잘 보면 좌우의 균형이 맞지 않는 예가 대부분이다. 양쪽 팔을 엇갈려 한쪽 손은 겨드랑이 밑에, 다른 손은 반대편 팔 위에 얹는 자세를 취하게 마련인데 이때 겨드랑이 밑에 넣는 손과 팔 위에 얹는 손이 늘 일정한 사람이 많다. 이렇게 좌우 균형이 맞지 않는 자세로 자주 팔짱을 끼면 어깨 높이가 달라질 우려가 있다.

또 팔짱을 끼면 자신도 모르게 어깨와 등을 움츠리기 때문에 어깨와 등 근육이 경직되기 쉽고 심하면 등이 구부정해질 수도 있다. 반대로 이미 등이 구부정해진 경우에도 앞으로 쏠리는 무게중심을 떠받치기 위해 팔짱을 끼게 될 수 있으므로 팔짱을 끼어야만 편안하다면 등이 굽지 않았는지 확인해볼 필요가 있다. 따라서 서 있든 앉아 있든 팔짱을 끼는 자세는 피하는 것이 좋다. 정 끼고 싶으면 좌우의 균형을 맞추도록 주의하고 어깨와 등을 움츠리지 않도록 한다.

바닥에
앉는 일이 잦다

 ▶ 유튜브 강의

　　　　　온돌문화의 영향으로 바닥에 앉아 생활하는 것
에 익숙한 것이 우리나라 사람들의 습관이다. 침대와 책걸상, 소파,
식탁 등을 사용하고 화장실과 주방도 입식구조로 바뀌면서 바닥에
앉아 생활하는 시간이 줄고는 있지만 입식문화권에 비하면 여전히
많은 편이다. 겨울이면 뜨끈뜨끈한 온돌바닥을 찾고 소파를 곁에 두
고도 바닥에 앉는가 하면 식탁 대신 상을 펴고 앉아 식사하는 모습
도 흔히 볼 수 있다.

　이렇게 바닥에 앉는 습관은 척추는 물론 다리 건강에도 좋지 않
다. 허리를 바로 세우고 다리를 쭉 편 채 바닥에 앉는 자세가 그나마
척추와 다리관절에 무리를 덜 주는 방법이지만 등 받침 없이는 오래
앉아 있기 힘든 자세고 다른 사람들과 함께 있는 자리에서는 예의상

64

취하기 어려운 자세이기도 하다. 이 때문에 양반다리를 하거나 두 다리를 모아 비스듬히 앉기도 하고 한쪽 다리를 세워 앉는 것이 일반적이다. 이런 자세에서는 우선 허리를 바로 세우기가 힘들다. 양반다리를 하고 허리를 바로 세우려면 허리에 힘이 들어가 쉽게 피곤해지고 다리를 옆으로 모아 앉거나 한쪽 다리를 세워 앉으면 허리가 구부정해지면서 옆으로 비틀린다. 어느 자세나 척추 변형과 디스크 질환 위험에 노출되는 셈이다.

바닥에 앉으면 골반 뒤틀리고 다리관절 상하기 십상

게다가 엉덩이의 높낮이가 다른 상태에서 골반과 고관절(엉덩이와 다리의 연결 부위 관절)에 하중에 쏠리기 때문에 고관절이 틀어지면서 골반이 기우뚱해질 수도 있다. 골반과 고관절의 변형은 곧 다리 변형으로 연결된다. 한쪽 다리가 틀어지면서 다리 길이에 차이가 생기기도 하고 양쪽 다리가 모두 틀어지면서 O자형 다리가 되기도 한다.

바닥에 엉덩이를 대지 않고 쪼그려 앉는 자세는 더욱 위험하다. 쪼그려 앉아 세수를 하거나 빨래를 하는 경우가 대표적인데 이런 자세는 허리 아래쪽 디스크를 뒤로 밀어내면서 압박을 가하고 고관절과 무릎관절을 손상시켜 관절의 퇴행을 가속화한다. 밭일을 하는 사람이나 전업주부, 용접기사들이 유독 엉덩이뼈 부근과 무릎의 통증을

65

호소하는 것은 쪼그려 앉는 자세로 인해 허리 아래쪽 디스크와 고관절, 무릎관절이 스트레스를 받기 때문이다.

그러므로 입식문화권 사람들에 비해 바닥에 앉거나 쪼그려 앉기 쉬운 유연한 몸은 결코 장점이라고 할 수 없다. 이런 자세가 편하게 느껴지면 그만큼 척추와 골반, 고관절이 변형돼 있을 가능성이 높다. 이제부터라도 변형과 손상을 줄이고 퇴행 현상을 늦추려면 철저한 입식생활을 해야 한다. 바닥이 아닌 의자에 앉아 주로 생활하고 쪼그려 앉아 일을 해야 하는 경우라면 엉덩이 밑에 낮은 의자를 받쳐 허리와 다리의 힘만으로 체중을 지탱하지 않도록 해야 한다. 어쩔 수 없이 바닥에 앉아야 할 때는 벽에 기대거나 등받이가 있는 좌식의자를 이용하는 것이 디스크에 가해지는 압력을 줄이는 데 도움이 된다. 양반다리나 다리를 옆으로 모으고 앉을 때는 자세를 자주 바꿔주고 틈틈이 일어나 몸을 움직여야 골반과 고관절의 틀어짐을 예방할 수 있다.

하이힐과 키높이 신발을
자주 신는다

 ▶ 유튜브 강의

바른 자세에 대해 강조하면 간혹 가슴을 지나치게 내밀면서 허리를 곧추세우는 사람들이 있다. 구부정한 자세가 주로 문제시되다보니 허리를 곧추세울수록 좋은 자세라고 오해하는 탓이다. 그러나 척추에는 앞으로 숙이는 자세도 해롭지만 뒤로 젖히는 자세도 좋지 않다. 상체를 너무 세우면 엉덩이가 올라가면서 허리곡선이 움푹해지는데 이런 자세를 하면 디스크 뒤쪽이 찌그러지기 때문에 허리를 앞으로 숙일 때와 마찬가지로 디스크에 심한 압력이 가해진다. 또 상체를 곧추세우려면 힘이 들어가게 마련이어서 등 근육도 굳기 쉽다.

그런데 이처럼 척추에 좋지 않은 자세가 저절로 만들어지는 패션 용품이 있다. 하이힐과 키높이 신발이다. 하이힐과 키높이 신발의 공통점은 뒤축을 높여 까치발을 한 것 같은 자세를 취하게 만든다는 점이다. 까치발을 하면 다리가 전반적으로 당겨 올라가면서 엉덩이도 올라가고 허리는 뒤로 휘어지기 때문에 겉으로는 몸매의 곡선이 살아나는 듯 보이지만 척추에는 치명적이다.

굽 높은 신발은 척추를 뒤로 휘게 하는 주범

그리고 이런 신발을 오래 신으면 척추의 모양도 신발을 신었을 때와 같은 형태로 변형된다. 하이힐이나 키 높이 신발을 주로 신던 사람이 굽 낮은 신발을 신었을 때 종아리가 땅기는 듯하고 몸의 중심이 뒤로 쏠리는 것 같다고 흔히 얘기하는데 이는 단순히 익숙하지 않아서가 아니라 척추의 형태가 정상적이지 않아서 느껴지는 불편함일 수 있다.

이런 신발을 신고 걸으면 걸음걸이가 불안정해 발목관절과 무릎관절, 고관절이 크게 흔들리면서 관절이 상하기 쉽고 다리 전체가 경직돼 조금만 걸어도 심한 피로감을 느끼기도 한다. 또 뒤축이 높으면 몸의 하중이 발 전체로 분산되지 못하고 앞쪽으로만 쏠려 엄지발가락과 발바닥 앞쪽의 통증과 변형을 유발할 수도 있다. 신발 바닥이 전체적으로 높은 통굽신발은 하이힐보다 척추를 덜 휘게 하는 효과는 있지만 발이 지면으로부터 멀리 떨어져 있기 때문에 역시 체중을 지탱하기에는 무리가 따른다. 발이 체중을 충분히 지탱하지 못하면 허리에 과도한 힘이 들어가 척추 건강에 해가 되고 걸음걸이도 불안정해 다리관절에도 좋지 않다.

척추 건강을 해치지 않으려면 하이힐과 키높이 신발 등 굽 높은 신발을 신지 않도록 주의해야 한다. 의상에 맞춰 꼭 신어야 하는 경우에만 착용하고 편한 복장에는 굽이 낮은 단화나 운동화를 신어 척추가 휘어 있는 시간을 줄이고 다리관절의 부담도 덜어주어야 한다. 척추에 해가 되지 않는 신발의 굽 높이는 3㎝ 정도가 적당하고 앞부분이 뾰족한 모양보다 넓적한 모양의 신발을 신는 것이 발바닥 전체로 체중을 분산시켜 허리를 안정적으로 지탱하는 데 유리하다. 또 슬리퍼나 샌들처럼 발을 전체적으로 감싸주지 않는 신발도 피하는 것이 좋다. 이런 신발은 걸을 때마다 벗겨지지 않도록 발목과 종아리에 힘을 주게 되므로 다리관절은 물론 척추까지 피곤하게 만들기 쉽다.

바지 뒷주머니에
지갑이나 휴대전화를 넣고 다닌다

허리디스크를 의심하며 병원을 찾는 환자들 가운데 통증의 원인이 허리디스크가 아닌 골반 변형에 있는 경우가 의외로 많다. 골반이 틀어지는 원인은 다양하지만 남성 골반 변형의 상당수는 바지 뒷주머니에 꽂아둔 지갑이나 휴대전화가 원인일 수 있다. 소지품을 가방에 휴대하는 여성들과 달리 남성들은 주머니에 휴대하는 것이 일반적이기 때문이다.

이렇게 바지 뒷주머니에 지갑이나 휴대전화를 꽂으면 걸을 때마다 골반에 압박이 가해져 골반이 틀어질 수 있다. 또 한쪽 주머니에 지갑이나 휴대전화를 꽂은 채 자리에 앉으면 그 두께로 인해 한쪽 골반이 기우뚱한 상태가 되는데 이런 상태가 자주 반복되면 골반이 틀어지면서 척추까지 변형될 위험이 높다.

자리에 앉을 때는 바지 뒷주머니의 소지품 빼고 앉아야

그러나 척추 변형으로 인한 통증보다 근육통을 먼저 경험하는 환자가 절대다수다. 한쪽 골반이 기우뚱한 채로 오래 앉아 있거나 장시간 운전을 하면 꼬리뼈와 고관절 사이의 근육이 딱딱하게 뭉치면서 혈액순환에도 문제가 생겨 엉덩이부터 허벅지, 종아리까지 저리고 땅기는 통증이 시작되기 쉽다. 통증이 나타나는 부위와 증상이 허리디스크나 척추관협착증이 있을 때 동반되는 좌골신경통과 유사해 종종 이들 질환과 혼동되기도 한다.

바지 뒷주머니에 꽂는 소지품이 두꺼울수록 골반의 틀어짐도 심하고 근육통이 유발될 가능성도 증가하지만 두께가 얇은 소지품이라고 해서 상대적으로 안전하지도 않다. 골반이 틀어지는 속도가 좀 더딜 수는 있어도 지속적으로 틀어지는 것은 동일하기 때문이다. 양쪽 주머니에 소지품을 똑같이 휴대해 균형을 맞춰주어도 골반에 압박을 가하는 것은 마찬가지여서 역시 척추 건강에 좋지 않다.

따라서 바지 뒷주머니에는 아무것도 휴대하지 않는 것이 가장 안전하다. 부득이하게 지갑이나 휴대전화를 꽂고 있던 경우라도 앉을 때는 반드시 빼고 앉는 것이 그나마 부작용을 줄이는 방법이다. 근육이 뭉쳐 극심한 통증이 동반되는 경우라면 병원을 찾아 근육을 이완시키는 치료를 받아야 하고 이후 지속적으로 틀어진 골반을 바로잡는 스트레칭을 해줘야 한다.

71

운동을 전혀 하지 않거나
한쪽 허리만 쓰는 운동을 즐긴다

평소 바른 자세를 잘 유지하더라도 운동을 하는 사람과 하지 않는 사람의 척추는 퇴행 속도에 큰 차이가 난다. 운동을 하면 뼈와 근육이 튼튼해지고 인대와 관절의 유연성이 높아져 퇴행이 더디게 진행되기 때문이다. 또 이들 조직이 건강하면 일상생활에서 취하는 자세로 인해 척추가 휘거나 틀어질 위험이 줄어들고 척추에 문제가 생겨도 통증으로 고생할 가능성도 낮아진다.

그렇다고 모든 운동이 척추 건강에 이로운 것은 아니다. 부딪치거나 넘어져 부상을 당할 우려가 있는 운동은 척추 손상의 원인이 될 수 있고 한쪽 허리를 과도하게 쓰는 운동은 척추 불균형을 유발할 수 있다. 숙달되지 않은 상태에서 타는 스키와 보드, 과격한 웨이트 트레이닝이나 유도 등은 부상 위험도 높고 척추에 무리를 줄 수 있어

오히려 척추 퇴행의 요인이 되기도 한다.

골프, 테니스, 야구, 탁구처럼 한쪽 허리만 과도하게 쓰는 운동도 척추 건강을 위해서는 피하는 것이 좋다. 한쪽 방향으로만 하는 운동은 운동량이 많은 부위의 근력만 키우고 허리를 회전하는 방향으로 척추가 틀어질 위험이 높다. 이렇게 되면 척추만 틀어지는 것이 아니라 옆구리 근육이 경직돼 통증을 유발할 수 있고 심하면 디스크와 인대, 후관절 등이 손상되면서 요통이 생기기도 한다. 게다가 운동을 하는 동안 한쪽 어깨와 팔을 집중적으로 사용하기 때문에 어깨와 팔 부위의 관절이 문제를 일으킬 수도 있다.

흔히 건강에 좋은 것으로 알고 있는 등산이나 계단 오르내리기도 척추 건강에는 좋지 않다. 산이나 계단을 올라가는 동작은 척추에 크게 무리가 되지 않지만 내려가는 동작은 척추에 충격을 주는 탓이다. 특히 척추질환이 있거나 허리 또는 무릎관절이 약한 사람은 경사진 곳을 내려서는 동작만으로도 척추가 크게 흔들리면서 척추 주변 조직이 손상되거나 부상을 당할 수 있다. 따라서 허리나 무릎이 약한 경우에는 완만한 등산로를 선택해야 하고 산을 오르기보다 편평한 길을 걷는 것이 좋다. 또 건강을 위해 승강기 대신 계단을 이용할 때도 올라갈 때만 계단을 이용하는 것이 척추와 무릎관절을 보호하는 방법이다.

척추에는 걷기가 최선의 운동

허리가 약한 사람은 물론 건강한 사람에게도 가장 안전하고 효과적인 운동은 걷기다. 걸으면 전신의 뼈와 근육, 관절, 신경, 혈관 등이 고루 움직이면서 특별히 무리하는 곳은 없기 때문에 부상이나 손상의 위험 없이 건강을 지킬 수 있다. 시간과 장소에 제약이 없어 누구나 쉽게 실천할 수 있는데다 체지방을 연소시키는 유산소운동이어서 척추에 부담을 주는 과체중을 해소하기에도 제격이다.

단, 바른 자세로 걷는 것이 중요하다. 살을 뺄 목적으로 걷기 운동을 하는 이들을 보면 의욕이 지나쳐 바른 자세와는 동떨어진 자세로 걷는 경우를 흔히 볼 수 있다. 팔을 높이 휘두르면서 턱을 들고 상체를 빳빳하게 세워 걷는 자세가 대표적이다. 이렇게 걸으면 몸이 긴장돼 빨리 걸을 수는 있으나 허리가 뒤로 젖혀지기 때문에 척추가 쉽게 피로해지고 심하면 척추가 뒤로 휘는 척추전만증의 원인이 될 수 있다. 척추에 부담을 주는 자세로 빨리 걷는 것보다 척추의 본래 모양이 잘 유지될 수 있는 바른 자세로 천천히, 오래 걷는 것이 건강에는 훨씬 이롭다.

바른 걷기 자세는 턱을 당겨 목의 수평을 유지하면서 시선은 눈높이보다 약간 위를 향하게 한 다음 등과 허리를 곧게 펴는 자세다. 이 자세에서 어깨와 등, 다리에 지나치게 힘이 들어가지 않도록 주의하면서 알맞은 보폭으로 자연스럽게 걸어야 한다. 안짱걸음이나 팔자걸음이 골반을 틀어지게 하는 원인이 되므로 발모양이 11자가 되도록 주의하는 것도 잊어서도 안 된다. 빨리 걷기 위해 앞꿈치로 먼저 바닥을 딛거나 발을 쿵쿵 내려놓듯 발 전체로 바닥을 디디는 것도 척추에 충격을 주므로 반드시 발뒤꿈치로 바닥을 디딘 다음 무게중심을 앞꿈치 쪽으로 이동시켜 충격을 분산시켜야 한다. 이렇게 바른 자세로 걷는 요령을 먼저 익힌 다음 점차 걷는 속도를 높여야 척추를 상하지 않으면서 건강을 지킬 수 있다.

또 척추의 충격을 덜어주기 위해서는 신발에도 신경 써야 한다. 하이힐이나 구두처럼 바닥이 딱딱한 신발은 발이 지면에 닿으면서 느껴지는 충격이 고스란히 척추로 전달되기 때문에 걷지 않으니만 못한 결과를 초래할 수 있다. 따라서 충격을 완화할 수 있는 쿠션 좋은 운동화를 착용하고 걸어야 하며 딱딱한 포장도로보다는 흙길이나 풀밭 위를 걷는 것이 척추는 물론 무릎관절에도 안전하다.

한쪽 몸을 많이 쓰는 운동 후에는 스트레칭으로 균형 바로잡아야

걷기 다음으로 척추에 좋은 운동은 수영이다. 물속에서는 부력의 영향으로 체중의 부담이 줄기 때문에 평소 요통에 시달리던 환자도 큰 부담 없이 할 수 있는 운동이기도 하다. 특히 과체중이나 비만일수록 체중 자체가 척추 손상의 원인이 될 수 있으므로 지상에서 하는 운동보다 물속에서 하는 운동이 효과적이고 관절이 좋지 않은 경우도 마찬가지다.

그러나 수영이라고 해서 모두 안전하지는 않다. 건강한 사람이라면 상관없지만 수영에도 척추에 해로운 영법이 있기 때문이다. 평영은 다리를 뒤로 차는 동작으로 인해 척추에 무리를 줄 수 있고 접영은 허리를 꺾는 동작이 위험할 수 있다. 요통 때문에 수영을 시작했다가 오히려 요통이 더 심해졌다고 호소하는 환자들 가운데 대다수가 평영과 접영을 가리지 않고 수영을 꾸준히 하는 경우에 해당한다. 요통이 있거나 척추질환이 있을 때는 반드시 전문의와 상의해 수영을 해도 되는지를 결정해야 하고 평영이나 접영, 다이빙과 같은 위험한 영법보다는 물속에서 걷거나 자유영, 배영 정도만 하는 것이 안전하다.

자전거 타기도 척추 건강에 좋은 운동인데 특히 척추관협착증 환자에게 효과적이다. 척추관이 좁아져 척수신경이 눌리는 척추관협착증은 허리를 굽히면 척추관에 여유가 생겨 통증이 완화되기 때문에 상체를 굽혀 자전거를 타는 자세가 도움이 된다. 자전거를 탄다고 해서 좁아진 척추관이 넓어지는 것은 아니지만 척추관이 유연해지고 주변의 인대와 관절, 근육에도 탄력이 생기면서 척수신경의 압박을 덜어주는 효과를 볼 수 있다. 그러나 같은 자세로 오래 앉아 있으면 오히려 요통을 유발할 수 있으므로 30분 이상 타지 않도록 주의해야 한다.

결국 척추 건강을 지킬 수 있는 운동은 특정 부위가 아닌 전신을 고루 단련시킬 수 있는 운동이 되는 셈이다. 또 준비운동과 마무리 운동도 잊지 말아야 한다. 어떤 운동이든 시작하기에 앞서 스트레칭으로 몸을 풀어주어야 운동 중 부상을 방지할 수 있고 운동이 끝난 후에도 스트레칭으로 마무리해야 운동으로 인해 근육에 쌓인 피로를 해소할 수 있다. 특히 골프, 테니스, 야구, 탁구 등 한쪽 몸을 많이 쓰는 운동을 하고 난 뒤에는 반드시 반대편 몸을 많이 쓸 수 있는 스트레칭 동작을 집중적으로 실시해야 몸의 균형이 무너지지 않는다.

Part 3 Posture Revolution

허리와 다리에 통증이?
척추는 이미 병들기 시작했다!

통증은

내 몸이 지르는 비명이다.
함부로 꺾이고 비틀리며 몸을 지탱해온 척추는 더 이상 견딜 수 없을 때
통증으로 최후의 신호를 보낸다. 그러나 절망할 필요는 없다.

통증이 시작되기 전에 척추가 더는 무너지지 않도록
자세를 바로잡아주는 것이 최선이지만 통증이 시작되었다고 해서
영영 회복할 수 없는 것은 아니기 때문이다.

척추의 균형이 깨지면서 발생할 수 있는 각종 척추질환.
이들 질환이 시작되었을 때 대처하는 법을 알아두면 통증으로
오래 고생할 필요 없이 대부분 원인치료가 가능하다.

바르지 못한 자세가
불러오는 척추질환

"허리를 삐끗했는데 그때부터 허리를 쓸 수가 없어요. 예전에는 허리 몇 번 돌려주고 나면 괜찮아지더니 이번에는 아무래도 크게 다친 것 같아요."

물건을 들어 올리다가 허리를 다쳤다며 내원한 40대 초반의 여자 환자였다. 허리뿐 아니라 왼쪽 엉덩이와 다리까지 전기가 흐르듯 찌르르한 통증이 있고 허리를 앞으로 굽힐 수 없는 증상으로 보아 허리 디스크일 가능성이 높았다. 그리고 실제 MRI 검사에서 요추 4번과 5번 사이의 디스크가 볼록 튀어나와 있는 증상을 확인할 수 있었다.

환자는 갑자기 허리를 다친 것으로 생각하고 있었으나 사실은 평소 디스크 질환이 진행되고 있다가 좀 무리한 동작으로 인해 튀어나온 디스크가 척수신경을 건드리면서 통증이 시작된 것에 불과했다.

하루 8시간 이상 서서 일하는 헤어디자이너라고 하니 오래 서 있는 생활과 척추에 부담을 주는 자세가 디스크 질환의 원인임을 짐작할 수 있었다.

디스크를 압박하는 자세가 초래하는 허리디스크

이 환자처럼 갑자기 허리를 다쳐 내원하는 경우 허리디스크로 진단되는 사례가 상당히 많다. 의학 용어로는 추간판탈출증이라고 하는데 척추뼈 사이의 둥근 판, 즉 디스크가 척추뼈 바깥으로 탈출되는 현상을 가리킨다. 척추를 앞으로 굽히거나 비틀면서 디스크를 뒤쪽으로 밀어내는 자세 때문에 주로 발생하고 척추 가운데서도 하중이 많이 실리는 허리와 엉덩이 사이의 디스크, 즉 요추 4번과 5번 사이, 요추 5번과 천추 1번 사이의 디스크에서 발생하는 경우가 대부분이다.

앞서도 말한 것처럼 디스크 증상이 있어도 척수신경을 건드리지만 않으면 생활하는 데 불편이 없기 때문에 상당수의 사람이 디스크에 문제가 있다는 사실을 모르는 채 살아간다. 그러다가 허리를 틀거나 물건을 들어 올리는 등의 사소한 동작으로 인해 통증이 시작되면서 허리디스크 환자가 되는 것이다. 척수신경에 닿을 듯 말 듯 돌출돼 있던 디스크가 더 튀어나오면서 척수신경을 압박하거나 퇴화돼 있던 디스크가 찢어지면서 수핵이 흘러내려 척수신경이나 신경근을 압박하는 것이 허리디스크의 전형적인 진행 단계다.

　디스크나 수핵에 의해 척수신경이 눌리면 처음에는 요통만 있다가 점차 엉덩이와 다리 쪽으로 통증이 뻗친다. 이를 원인 부위에서 다른 부위로 통증이 퍼져나간다고 해서 방사통이라고도 하고 엉덩이 아래쪽에 통증이 나타난다고 해서 좌골신경통이라고도 한다. 방사통이 오면 엉덩이부터 발끝까지 저리고 땅기는 증상이 나타나는데 경우에 따라 방사통이 시작되면서 요통이 없어지기도 하고 처음부터 요통 없이 방사통이 먼저 오기도 한다. 보통은 한쪽 다리에 먼저 방사통이 오고 신경이 눌리는 정도가 심해지면서 양쪽 다리로 확대되지만 처음부터 신경이 눌리는 강도가 높으면 양쪽 다리에서 동시에 방사통이 시작될 수도 있다.

　이렇게 척수신경의 일부만 압박하면 요통과 방사통에 그치지만 상태가 악화돼 신경다발을 전반적으로 압박하면 하반신의 힘이 빠지면서 대소변장애와 성기능장애가 동반될 수 있고 최악의 경우 하반신 마비가 올 수도 있다.

목을 숙이거나 길게 빼는 자세가 초래하는 목디스크

목을 숙이거나 길게 빼는 자세를 자주 취하는 사람들에게는 목디스크가 가장 두려운 질환이다. 그러나 목은 척추의 다른 부위보다 부상을 당할 위험이 높기는 해도 디스크질환에는 상대적으로 강한 편이다. 목뼈에는 갈고리 모양의 구상돌기가 형성돼 있어 디스크가 돌출되지 않도록 막아주는 역할을 하고 디스크도 다른 부위보다 단단하기 때문이다.

따라서 목은 디스크질환보다 일자목증후군(거북목증후군)의 발생 빈도가 훨씬 높다. 목뼈가 일자형이나 일자형에 가깝게 변형되는 일자목증후군은 근육이 경직되면서 뒷목과 어깨가 무겁고 뻐근하게 걸리는 증상을 주로 동반한다. 문제는 일자목증후군이 있는 경우 목디스크 발생 위험이 증가한다는 사실이다. 건강한 목이 목디스크에 걸릴 가능성은 극히 낮지만 일자목은 디스크가 뒤로 찌그러지면서 목뼈가 변형된 상태이므로 디스크질환에 취약할 수밖에 없다.

구상돌기가 보호막 구실을 한다고는 해도 디스크를 심하게 뒤로 밀어내는 자세를 습관화하면 결국 척수신경을 건드릴 정도로 디스크가 돌출되거나 수핵이 터지면서 목디스크로 진행되기 십상이다. 또는 교통사고나 운동 중 부상이 원인이 되기도 한다. 건강한 목은 부상을 당해도 목뼈가 부러질 정도의 심각한 손상만 아니면 디스크가 돌출되거나 찢어질 가능성이 낮은 반면 일자목은 가벼운 부상에도 목디스크가 발생할 위험이 증가한다. .

목디스크도 허리디스크와 마찬가지로 방사통이 특징이다. 뒷목에서부터 통증이 시작되는 경우도 있지만 대개는 목보다 어깨와 팔의 통증을 호소하는 이가 많다. 목을 움직일 때마다 어깨와 팔이 심하게 저리면서 손가락 끝까지 찌릿찌릿한 통증이 오기도 하고 힘도 없고 감각도 무뎌지는 증상이 동반되기도 한다. 허리디스크는 증상이 심각할 경우 하반신 마비를 초래할 수 있지만 목디스크는 하반신 마비는 물론 전신마비까지 초래할 수 있어 더욱 위험하다.

척추 변형 유발하는 척추후만증과 척추전만증

척추에 스트레스를 주는 자세는 디스크에 압박을 가해 허리디스크와 목디스크의 원인이 되기도 하지만 척추 자체의 모양을 변형시키기도 한다. 척추후만증과 척추전만증이 대표적이다.

척추후만증은 척추가 전반적으로 앞으로 휘는 증상을 말하는데 옆에서 봤을 때 S자 곡선을 유지해야 하는 척추가 일자목처럼 뻣뻣하게 서 있는 일자허리가 척추후만증의 전형적인 증상이다. 허리를 구부정하게 만드는 자세로 인해 허리 굴곡이 사라지면서 일자형으로 변하기 때문에 허리는 뒤로 튀어나와 보이고 등은 상대적으로 굽어보이는 형태를 띠게 된다. 허리 굴곡이 사라질 정도면 디스크도 이미 탱탱한 모양이 아니고 근육과 인대, 후관절도 퇴화돼 있기 십상이어서 충격 흡수 기능에 문제가 생긴다. 그래서 척추후만증이 진행되는 허리는 작은 충격에도 삐끗하기 쉽고 근육도 잘 경직되며 디스크질환에도 취약한 상태가 되는 것이다.

척추전만증은 척추후만증과는 반대로 척추가 뒤로 휘는 증상이다. 상체를 뒤로 젖히면서 허리 굴곡을 깊게 만드는 자세가 원인이 되므로 하이힐을 자주 신는 여성에게서 주로 발견된다. 허리뼈가 정상보다 뒤로 기울어 있기 때문에 뱃살이 없는데도 배를 내밀고 있는 것처럼 보일 수 있고 허리 뒤쪽의 관절들이 짓눌려 통증을 일으키기도 한다.

자세 때문에 유발되는 척추후만증과 척추전만증은 심각할 정도로 척추가 기우는 사례는 드문 편이다. 그러나 디스크를 지속적으로 압박해 디스크 속의 수핵이 줄어들면서 납작해지거나 앞뒤로 밀리면 척추뼈 사이의 간격이 좁아지면서 더 심한 각도로 기울 수 있으므로 주의해야 한다.

젊은 층에서도 발생 빈도 증가하는 척추관협착증

과도한 스트레스와 노동에 시달리는 사람일수록 빨리 늙는 것처럼 우리 몸의 척추도 혹사당할수록 빨리 퇴화한다. 역시 바르지 못한 자세가 척추를 혹사하는 첫 번째 원인이다. 척추에 부담을 주는 자세는 디스크는 물론 인대와 후관절에까지 영향을 미쳐 이들 조직을 일찍 퇴화하게 만든다. 그 결과 발생할 수 있는 척추질환이 척추관협착증이다.

척추관협착증은 말 그대로 척수신경이 지나는 통로인 척추관이 좁아지는 병이다. 엄밀하게는 척추관 자체가 좁아지는 것이 아니라 주변 조직이 척추관을 압박함으로써 척추관이 좁아지는 것과 같은 결과를 초래하는 질환을 말한다. 이 척추관을 압박하는 대표적인 주변 조직이 인대와 후관절이다. 척추에 부담을 주는 자세를 반복하면 인대와 후관절이 마모되는데 문제는 마모되면서 얇아지는 것이 아니라 두꺼워진다는 데 있다.

피부도 상처가 생겼다가 아물면 흉터가 남는 것처럼 인대와 후관절도 마모된 부분이 아물면 울퉁불퉁해지면서 두꺼워진다. 이처럼 두께를 키우면 척추가 흔들릴 위험은 상대적으로 줄어들지만 탄력까지 회복되는 것은 아니어서 탄성 좋은 인대와 말랑말랑한 연골을 가진 후관절 대신 딱딱하고 두꺼운 인대와 후관절로 변한다. 척추관 주변의 인대와 척추관 뒤쪽의 후관절이 동시에 두꺼워지면서 마치 목을 조르듯 척추관을 압박하는 것이다. 또 척추뼈도 퇴화하면서 탄력은 떨어지고 점차 두꺼워지기 때문에 역시 척추관을 압박하는 데 일조한다. 게다가 인대와 후관절, 척추뼈가 퇴화할 정도면 디스크도 문제를 일으키는 경우가 다반사여서 척추관협착증과 허리디스크가 함께 오는 사례가 상당히 많다.

한마디로 사방에서 척추관을 압박하는 셈이다. 이렇게 되면 척수신경이 눌려 요통과 하지방사통(좌골신경통)이 시작되는데 허리디스크와 마찬가지로 요통보다 엉덩이와 다리 쪽의 통증이 심한 것이 특징이다. 또 척수신경이 전반적으로 압박당하기 때문에 대소변장애나 성기능장애, 하지마비 등의 부작용을 초래할 위험이 증가하는 것도 허리디스크와 동일하다.

그러나 허리디스크 환자와 척추관협착증 환자가 느끼는 자각증상에는 큰 차이가 있다. 허리디스크 환자는 디스크가 뒤로 튀어나와 척수신경을 건드릴 때 통증을 느끼므로 허리를 앞으로 굽히는 동작을 두려워한다. 허리를 굽히면 튀어나온 디스크가 더욱 뒤로 밀리면서 척수신경을 자극하기 때문이다. 반면 척추관협착증 환자는 주변조직에 의해 척추관이 압박당할 때 통증을 느끼므로 허리를 뒤로 젖히지 못하는 것이 특징이다. 허리를 뒤로 젖히면 두꺼워진 인대와 후관절이 척추관을 수직으로 눌러 극심한 통증을 유발하는 탓이다.

반대로 허리를 숙이면 후관절 쪽에 공간이 생겨 통증이 상대적으로 덜하기 때문에 척추관협착증이 있는 경우 허리를 구부정하게 만들어 통증을 덜어보려는 환자가 대부분이다. 걸을 때도 인대와 후관절이 흔들리면서 척추관을 압박해 통증이 심해지는 반면 쪼그려 앉으면 괜찮아지는 증상이 반복된다. 노인들이 걷다가 자주 쪼그려 앉아 쉬는 모습이 척추관협착증 환자의 전형이라고 할 수 있다. 그러나 인대와 후관절은 지속적으로 두꺼워지기 때문에 통증이 덜한 자세를 찾아가며 방치할 경우 척추관이 더욱 좁아져 걸을 수 있는 거리가 점차 줄어들게 된다.

과거만 해도 척추관협착증은 50~60대 이상 연령층에서 빈발하는 척추질환으로 여겨졌다. 인대와 후관절, 척추뼈가 척추관을 압박할 정도로 퇴화하는 데 상당한 시일이 걸리기 때문이다. 그러나 컴퓨터와 스마트폰 등의 사용시간이 늘면서 척추를 혹사하는 사람이 많아진 최근에는 이보다 젊은 나이에도 척추관협착증 증세를 보이는 사례가 드물지 않다. 선천적으로 좁은 척추관을 지닌 사람일수록 척추관협착증도 일찍 시작되게 마련이지만 선천적인 요인을 제외하고는 척추를 혹사하는 생활습관이 척추의 노화를 앞당기는 주요인이다. 그렇다고 나이가 들면 누구에게나 척추관협착증이 생긴다고도 할 수 없다. 젊은 시절부터 바른 자세를 유지하고 건강을 잘 돌보면 척추관협착증 없는 건강한 척추를 오래 유지할 수 있기 때문이다.

건강한 척추만이 증상 악화 방지할 수 있는 척추전위증

자세가 직접적인 원인은 아니지만 자세 때문에 증상을 악화시킬 수 있는 척추질환이 있는데 척추전위증이 대표적이다. 척추전위증은 척추뼈가 어긋나는 증상이다. 척추는 전반적으로 휘거나 틀어지기만 할 뿐 뼈와 뼈 사이가 어긋나는 일은 좀처럼 없지만 척추뼈의 일부가 분리돼 있는 상태라면 이런 현상이 일어날 수 있다. 척추를 옆에서 보면 앞쪽을 향하고 있는 뼈는 단면이 매끈하지만 뒤쪽 후관절에는 돌기 모양의 뼈가 연결돼 있는데 이를 관절돌기라고 한다. 관절돌기는 뼈와 뼈 사이를 고리처럼 연결해 척추뼈가 어긋나지 않도록 잡아주는 역할을 한다.

그런데 척추분리증이라고 해서 이 관절돌기가 분리되는 경우가 있다. 선천적으로 관절돌기의 일부가 분리되거나 제대로 형성되지 않은 채 태어나기도 하고 교통사고나 추락사고로 인해 분리될 수도 있다. 또는 체조선수나 역도선수, 레슬러, 원반던지기 선수처럼 허리를 과도하게 사용하면서 척추에 지속적인 충격을 가해도 발생할 수 있다. 관절돌기가 분리되면 척추뼈를 제대로 잡아주지 못해 뼈와 뼈 사이가 어긋나면서 미끄러져 내리는데 앞쪽으로 미끄러져 내리면 전방전위증, 뒤쪽으로 미끄러져 내리면 후방전위증이라고 한다.

척추뼈가 제자리를 이탈하면 초기에는 근육이 뭉친 것처럼 묵직하고 뻐근한 느낌이 들다가 어긋나는 각도가 심해지면서 척추관을 압박하면 척수신경이 눌려 요통과 방사통이 나타나는 것이 일반적이다. 이 때문에 척추관 자체가 좁아져서 척수신경이 압박당하는 척추관협착증과 자주 혼동되기도 한다. 그리고 척추뼈가 하나라도 어긋나면 균형이 깨지면서 척추 전체가 흔들리는 결과로 이어져 척추불안정증이 초래된다. 이렇게 되면 움직일 때마다 척추가 흔들려 척추관을 압박하면서 심한 통증을 일으키고 척추가 흔들리는 마찰에 의해 디스크도 밀리면서 디스크 증상을 유발할 수도 있다.

그러나 관절돌기가 분리돼 있다고 해서 모두 척추전위증으로 진행되지는 않는다. 척추분리증은 아직 그 원인이 명확히 규명되지는 않았으나 후천적인 사례보다 선천적인 사례가 훨씬 많다. 이처럼 태어나면서부터 관절돌기가 분리돼 있거나 형성돼 있지 않은 경우에는 자신이 척추분리증인지도 모르고 살 정도로 별다른 증상이 없는 것이 특징이다. 그러다가 근육과 인대, 후관절이 척추뼈를 제대로 잡아주지 못하고 디스크가 퇴화하기 시작하면 전위증이 나타나는데 척추를 지지하는 조직의 힘이 약할수록 어긋나는 각도도 심해지고 속도도 빨라진다.

따라서 척추분리증이 있어도 근육과 인대, 후관절, 디스크 등이 척추를 탄탄하게 받쳐주기만 하면 척추전위증의 진행 시기를 최대한 늦추거나 미리 예방할 수도 있다. 부상이나 과도한 허리 사용으로 관절돌기가 분리된 경우에도 역시 척추를 지지하는 조직이 튼튼하면 심각한 상태까지 초래하지는 않는다.

결국 평소 얼마나 바른 자세로 생활했는지 여부가 척추전위증의 증상을 결정하는 셈이다. 이는 바꿔 말하면 이미 척추전위증이 시작된 경우라도 근육을 강화하고 인대와 후관절, 디스크 등이 더 이상 손상되지 않도록 바른 자세로 생활하면 진행 속도를 늦출 수 있다는 뜻이기도 하다. 실제 증상이 심하지 않을 때는 침상안정을 취하면서 통증을 가라앉힌 후 서서히 근육을 강화하고 바른 자세를 유지하는 방법으로 척추전위증의 진행을 늦추고 통증을 해소하는 효과를 얻을 수 있다.

30대 초반부터 골다공증 예방해야 막을 수 있는 척추압박골절

척추후만증 진단을 받는 환자들은 흔히 "나중에 꼬부랑 할머니처럼 지팡이 짚고 살아야 하는 것 아니냐"고 걱정스러워하곤 한다. 일찍 자세를 바로잡거나 치료를 시작하면 당연히 걱정하지 않아도 될 상황이지만 척추후만증이라고 해서 모두 극단적인 척추 변형으로 진행되지는 않는다. 지팡이에 의존해야 할 정도로 허리가 심하게 앞으로 굽으면서 엉덩이가 뒤로 빠지는 증상이 척추후만증의 전형인 것은 사실이다.

그러나 이렇게까지 극심한 척추 변형은 척추후만증의 결과라기보다 척추압박골절의 결과라고 할 수 있다. 척추압박골절은 척추가 부서지면서 내려앉는 질환이다. 별다른 외부 충격 없이도 척추 자체의 무게를 못 이겨 척추뼈 앞 기둥 쪽에 금이 가면서 내려앉기 때문에 상체는 앞으로 굽고 이에 대한 반작용으로 엉덩이는 뒤로 빠지는 모습으로 변형되는 증상이 일반적이다.

바르지 못한 자세가 원인이 되는 척추후만증은 척추뼈는 제 모양을 유지한 상태에서 디스크만 압박을 받아 찌그러지면서 척추가 전반적으로 기우는 반면 압박골절에 의한 척추후만증은 뼈가 부러졌다 붙었다 하면서 뼈 모양 자체가 변하기 때문에 일자허리 정도가 아니라 역C자형 허리가 되기 십상이다. 따라서 일자허리든 역C자형 허리든 척추후만증의 범주에 속하는 것은 맞지만 원인에는 큰 차이가 있는 셈이다.

그리고 척추압박골절의 원인은 골다공증이 유일하므로 자세와는 상관없는 질환이라고 할 수 있다. 그러나 골다공증은 생활습관과 밀접한 관련이 있다. 척추압박골절은 뼈가 푸석푸석해질 정도로 골밀도가 심하게 떨어진 상태에서 일어나기 때문에 고령의 노인들에게서 주로 나타나지만 젊은 시절부터 골밀도가 떨어질 수밖에 없는 생활습관을 유지하면 더 이른 나이에도 압박골절 위험에 노출될 수 있다.

칼로리 섭취량을 극도로 제한하며 무리한 다이어트를 하는 여성이 대표적이고, 과도한 흡연과 음주를 하거나 음식을 짜게 먹는 경우, 카페인 음료와 탄산음료를 과다섭취하는 경우에도 골다공증에 걸릴 위험이 급증한다. 무리한 다이어트는 영양결핍을 초래하고 과도한 흡연과 음주는 뼛속의 칼슘을 배출시키는 동시에 칼슘 흡수까지 방해해 골다공증에 치명적이다. 음식을 짜게 먹으면 남아도는 염분은 체외로 배설되는데 이때 칼슘이 함께 빠져나가기 때문에 음식을 짜게 먹을수록 칼슘의 소실량이 증가해 역시 골다공증의 원인이 된다. 또 카페인 음료는 뼛속의 칼슘을 녹여 배설하는 작용을 하고 탄산음료 속의 인 성분은 칼슘의 흡수를 방해하므로 섭취량을 최소화해야 한다. 그밖에 폐경기 여성과 난소를 제거한 여성은 여성호르몬인 에스트로겐의 분비량이 줄면서 골밀도가 떨어지게 돼 있고 직계가족 가운데 골다공증 환자가 있는 경우에도 골다공증에 걸릴 위험이 높아진다.

골다공증 자체는 아무런 통증도 동반하지 않기 때문에 뼛속에서 칼슘이 거의 다 빠져나가 푸석푸석한 상태가 돼도 모르고 지내는 수가 많다. 심지어 척추에 압박골절이 일어나도 의식하지 못하기도 한다. 골다공증이 심한 척추는 앉고 서는 정도의 가벼운 동작에도 척추에 금이 가면서 조금씩 내려앉는데다 골절이 일어날 때만 좀 심한 요통이 있다가 곧 호전되는 증상이 반복되기 때문이다. 압박골절이 심하게 진행되거나 고관절이 골절되면 그제야 심한 통증이 뒤따르게 되는데 이 정도까지 진행된 후에는 수술 외에는 통증을 해소할 방법이 없는 경우가 대부분이다.

특히 압박골절을 당하기 쉬운 신체 부위 가운데 가장 위험한 곳이 고관절이다. 고관절이 골절되면 아예 꼼짝없이 누워 지내야 할 가능성이 높고 이로 인해 골밀도가 더욱 떨어지는 악순환이 반복될 수 있다. 무엇보다 고령의 환자가 고관절 골절 때문에 오래 누워 있을 경우 폐 기능 및 심장 기능의 저하 또는 혈전증 등으로 인해 사망하게 될 위험도 높다.

나이 들어서도 건강하고 꼿꼿한 척추를 유지하려면 일찍부터 골다공증 예방에 관심을 기울여야 한다. 일단 골밀도가 떨어지기 시작하면 뼈가 소실되는 속도를 생성되는 속도가 좀처럼 따라잡을 수 없기 때문이다. 개인차가 있기는 하지만 골밀도는 대개 30대 초중반 무렵부터 떨어지기 시작하므로 늦어도 30대 초반부터는 골다공증을 예방할 수 있는 생활을 습관화하는 것이 좋다.

　영양결핍을 초래할 수 있는 무리한 다이어트는 당연히 금물이고 금연과 절주를 실천해야 하며 짠 음식, 카페인 음료, 탄산음료 등도 피하는 것이 골밀도 저하를 예방하는 방법이다. 이처럼 골밀도를 떨어뜨릴 위험을 최대한 줄이면서 우유 및 유제품, 뼈째 먹는 생선, 해조류 등 칼슘이 풍부한 식품을 꾸준히 섭취하면 골다공증 예방에 큰 도움이 된다. 칼슘을 섭취할 때는 칼슘의 흡수를 돕는 비타민 D를 반드시 함께 보충해야 하는데 비타민 D가 풍부한 식품을 섭취하는 것도 좋지만 하루 15분 이상 햇볕을 쬐며 걷는 것이 척추를 더욱 튼튼하게 만드는 길이다.

심상치 않은
성장기 아이의 통증 호소

키도 쑥쑥 자라고 공부도 잘하는 아이로 키우고 싶은 것이 모든 부모의 소망이다. 몸에 좋은 음식과 영양제를 정성껏 챙겨 먹이고 교육에도 아낌없이 투자하며 아이를 위해 최선을 다하는 부모가 대부분이지만 정작 가장 중요한 사실은 간과하는 경우가 많다.

아이의 척추 건강이다. 성장기의 척추는 키 성장을 좌우하고 성장 후의 건강과 몸매에 결정적인 영향을 미치기 때문에 성인의 척추보다 중요하다. 그런데 이처럼 중요한 시기에 척추 부위의 통증을 호소하는 아이가 적지 않다. 허리가 아프다고도 하고 목이나 어깨, 옆구리가 결린다고도 하는 식이다. 이때, 뼈나 디스크가 퇴화할 시기도 아닌 한창 건강한 나이라는 생각으로 아이가 호소하는 통증을 대수롭지 않게 여기다가는 큰코다치기 십상이다.

아이가 척추 부위의 통증을 호소하는 경우 그 원인은 대개 바르지 못한 자세에 있다. 통증의 원인이 자세 때문이라고 하면 상대적으로 안심하는 부모가 많은데 바르지 못한 자세가 척추질환의 근원이 된다는 사실을 생각하면 결코 안심할 수 없다. 척추에 부담을 주는 자세로 생활하면 나이와 상관없이 누구든 척추질환에 걸릴 수 있기 때문이다. 책상에 앉아 공부하는 시간이 늘고 스마트폰과 컴퓨터를 여가수단으로 활용하는 아이들이 많아지면서 청소년층의 허리디스크, 목디스크가 부쩍 증가하고 있다는 사실은 아이들이라고 해서 척추질환으로부터 안전하지 않다는 방증이기도 하다.

어려서부터 바른 자세 지도해야 척추 건강한 아이로 자란다

어려서부터 바르지 못한 자세가 습관화되면 교정하기가 훨씬 어려워진다. 몸에 밴 습관을 바꾸기도 어렵지만 성장기일수록 척추가 변형될 가능성이 높기 때문이다. 성인은 척추의 성장이 끝난 상태여서 자세로 인해 척추가 변형되는 데 오랜 시일이 걸리고 변형 정도도 심각하지 않지만 성장기에는 나쁜 자세 그대로 척추가 성장할 위험이 높아 빠르면 몇 달 사이에도 심각한 변형을 일으키기도 한다. 나무도다 자란 상태에서는 구부리기 어렵지만 구부린 채 성장하게 하면 굽은 나무로 자라는 것과 마찬가지다. 이렇게 불균형인 상태로 척추가 성장하면 나중에는 바른 자세를 취하려고 해도 기능적으로 불가능해질 뿐 아니라 척추가 굽거나 휘면서 타고난 키만큼도 성장하지 못할 수도 있다.

그러므로 아이가 통증을 호소하는 경우에는 바른 자세로 생활하고 있는지를 확인하는 것이 필수다. 그저 똑바로 앉으라고 강조하는 것보다 왜 바른 자세가 중요한지, 어떤 자세가 바른지 등을 설명하고 직접 자세를 고쳐줌으로써 부모가 없는 곳에서도 항상 바른 자세를 유지할 수 있도록 해야 한다. 아이가 사용하는 책상과 의자, 컴퓨터, 침구 등의 높낮이를 확인해 바른 자세를 방해하는 요인이 없도록 하고 통증 때문에 바른 자세를 취하지 못할 수도 있으므로 통증의 원인을 찾아 치료하는 것도 중요하다.

그러나 아이가 통증을 호소하지 않는다고 해서 안심할 일은 아니다. 아이들은 척추관이 유연하고 디스크와 인대, 후관절의 탄력성도 높아 척추에 문제가 생겨도 성인만큼 심각한 통증을 느끼지 않는 사례가 많기 때문이다. 척추관이 유연하고 인대와 후관절의 탄력성이 높으면 디스크가 웬만큼 뒤로 밀려도 척수신경이나 신경근이 크게 눌리지 않아 통증이 없거나 경미할 수 있다.

통증 없이 진행되는 척추측만증, 성장기에 발생률 높다

게다가 척추 변형은 통증 없이 진행되는 경우가 상당히 많다. 성장기에 특히 주의해야 할 척추 변형의 유형이 척추측만증인데 척추가 상당한 각도로 휠 때까지도 특별한 통증이 없기 때문에 통증 유무에만 관심을 갖다가는 자칫 조기치료의 기회를 놓칠 수 있다. 척추측만증은 뒤에서 봤을 때 일자형이어야 할 척추가 S자형이나 C자형으로 휘는 질환이다. 뼈가 한창 자랄 시기에 급격한 변형이 진행되므로 보통 10세 전후에 증상이 시작돼 청소년기에 진행 속도가 빨라졌다가 성장이 끝나면 진행이 멈추거나 속도가 늦춰지는 것이 일반적이다. 이유는 명확지 않지만 남학생보다 여학생의 발생 비율이 훨씬 높으므로 딸을 키우는 부모일수록 각별한 주의가 요구된다.

성장기 아이들의 자세 문제를 지적할 때마다 척추측만증이 워낙 자주 거론되다보니 자세가 나쁘면 척추측만증이 유발되는 것으로 알고 있는 이가 많은데 사실 자세와 척추측만증은 직접적인 관련이 없다. 자세가 나쁘면 척추가 휘기는 해도 척추측만증으로 진단될 만큼 심한 변형으로까지 진행되지는 않기 때문이다. 다만, 척추측만증이 있는 경우 바르지 못한 자세가 악화 요인이 될 수는 있다. 또 척추측만증 자체가 통증을 일으키지는 않지만 척추가 휘면 바른 자세를 유지하기 어려워 오래 앉아 있거나 서 있으면 척추가 쉬 피로해지기도 한다.

보통 X-ray상에서 척추가 정상보다 10도 이상 휘어 있으면 척추측만증으로 진단되는데 심하면 80~90도 이상 휘면서 심장과 폐를 압박하기도 한다. 문제는 척추측만증의 원인을 알 수 없다는 데 있다. 선천적인 질병이나 유전적인 요인으로 인해 성장기에 측만증이 진행되는 것으로 추측되고 있을 뿐 뚜렷한 원인은 아직 밝혀내지 못한 탓이다.

이처럼 증상이 진행되는 동안 통증도 없고 원인도 알 수 없기 때문에 부모가 관심을 갖지 않으면 조기 발견이 어려운 것이 척추측만증의 위험성이다. 물론 조기에 발견한다고 해서 원인치료가 가능한 것은 아니다. 그러나 빨리 발견할수록 악화 속도를 늦출 수는 있으므로 평소 아이의 체형을 주의 깊게 관찰해야 한다. 양쪽 어깨 높이와 등 높이에 차이가 나지 않는지, 뒤에서 봤을 때 척추가 바로 서 있는지, 신발 밑창이 한쪽만 유독 빨리 닳지 않는지 등을 확인해 좌우의 균형이 깨져 있다고 판단되면 즉시 병원 검진을 받는 것이 안전하다.

척추측만증은 뒤에서 봤을 때 척추가 왼쪽으로 휘는 증상이 가장 흔하다. 따라서 오른쪽 어깨와 등이 왼쪽보다 높고 흔히 날개뼈라고 부르는 견갑골도 오른쪽이 튀어나오는 경우가 대부분이며 허리와 엉덩이는 왼쪽으로 튀어나와 왼쪽 다리가 짧아지기 때문에 오른쪽 신발 밑창이 더 빨리 닳는 특징을 보이기도 한다.

아이의 체형 관찰하고 척추 건강에 관심 기울여야

척추측만증 초기에는 기울기 시작하는 척추를 바로잡는 운동치료만
으로도 악화를 방지할 수 있다. 병원에서 가장 많이 권하는 운동이
수영과 척추 스트레칭인데 수영과 스트레칭을 꾸준히 하면 척추가
유연해지면서 교정효과도 볼 수 있어 진행 속도를 늦출 수 있다. 그
러나 측만증의 진행 자체를 막을 수는 없으므로 정기적으로 병원을
찾아 척추 상태를 관찰해야 한다.

진행 속도가 빠르거나 척추가 20도 이상 휜 상태라면 보조기를 착
용하는 것이 효과적이다. 보조기는 허리부터 가슴까지 압박하기 때
문에 불편한 것이 흠이지만 척추를 잡아주는 역할을 하므로 좀 더
정상적인 척추 형태를 유지하면서 성장하는 데 도움이 된다.

운동치료나 보조기 착용으로도 진행 속도를 늦추지 못하거나 조기
발견의 기회를 놓쳐 척추가 40도 이상 휜 경우에는 수술이 고려되기
도 한다. 그러나 기구를 삽입하거나 뼈의 일부를 제거해 척추를 펴는
대수술이어서 회복하는 데만 1년 가까이 걸리는 데다 성장기에는 수
술 후에도 다시 측만증이 진행될 수 있기 때문에 아무나 수술 적용
대상이 되지는 않는다. 40도 이상 척추가 휜 상태로 뼈가 굳어 통증
과 기능장애가 따르고 수술 후 측만증이 진행되지 않을 경우에 한해
수술이 고려되므로 성인 환자에게만 적용되는 것이 일반적이다.

언론의 잘못된 보도로 인해 성장기 아이들의 척추측만증 발생률

이 부풀려지고 있으나 병적인 척추측만증의 발생률은 2% 내외인 것으로 알려져 있다. 그래도 성장기에는 통증 없이 진행되는 척추측만증이 가장 위험하고 허리디스크나 목디스크의 발생률도 점차 증가하는 추세에 있으므로 아이의 척추 건강에 지속적인 관심을 기울여야 한다. 척추가 건강해야 부모의 바람대로 정상적인 성장이 가능하고 집중력을 높여 공부도 잘하는 아이로 자랄 확률도 높아진다.

통증의 원인 파악하기 위한
자세 점검 요령

척추와 관련된 통증 가운데 가장 흔한 것이 허리 통증, 즉 요통이다. 요통이 생기면 누구나 허리디스크부터 걱정하게 마련이지만 요통이 실제 허리디스크 때문인 경우는 그리 많지 않다. 또 허리디스크가 있다고 해서 누구나 요통을 경험하는 것도 아니다. 그런데도 단순 요통을 허리디스크로 오인해 과도하게 걱정하거나 치료해야 할 허리디스크를 단순 요통으로 치부해 병을 키우는 사례가 적지 않다.

통증의 원인을 속단하지 않으려면 내 몸의 상태부터 확인하는 것이 바른 순서다. 나도 모르는 사이 척추에 변형이 오지는 않았는지, 어떤 자세를 취할 때 통증이 오는지 등을 확인함으로써 원인질환을 추정할 수도 있다. 무엇보다 평소 기본자세를 점검하고 몸의 운동 범위를 확인하는 습관은 척추 건강을 지키는 첫걸음이기도 하다.

그렇다고 자세 점검만으로 원인질환을 확신하는 것은 위험하다. 통증 부위는 같아도 또 다른 원인질환이 있을 수 있고, 같은 질환이라도 신경이 눌리는 부위와 정도에 따라 통증이 달라질 수 있기 때문이다. 자세 점검은 통증의 원인을 1차적으로 확인하는 수준에 불과할 뿐 한층 정확한 원인질환 확인은 병원 진단을 통해서만 가능하다. 척추전문의들도 자세 점검으로 원인질환을 추론한 후 X-ray 촬영, MRI검사, 적외선체열검사 등 정밀한 신경학적 검사를 통해 병명을 확진하는 수순을 밟는다.

똑바로 누워 허리 굴곡을 확인한다

척추의 S자형 곡선은 척추의 건강 상태를 가늠하는 가장 기초적인 정보에 해당한다. S자형 곡선이 무너졌다는 것은 척추의 균형이 깨졌다는 뜻이고 이는 척추변형과 척추질환을 예고하는 신호와도 같다. 따라서 요통이 있는 경우는 물론 별다른 증상이 없을 때도 허리 굴곡을 확인하는 습관을 갖는 것이 좋다.

허리굴곡을 확인할 때는 딱딱한 바닥에 똑바로 누워 고개는 약간 뒤로 젖히고 다리는 자연스럽게 벌린 자세를 취해야 허리에 과도한 힘이 들어가지 않아 더욱 정확하게 점검할 수 있다. 또 베개 높이에 따라 척추 굴곡에 변화가 생길 수 있으므로 베개는 베지 않도록 한다.

　이 상태에서 허리 밑으로 손바닥이 들어갈 만큼의 공간이 생긴다면 정상이다. 만약 손바닥조차 들어가지 않을 정도로 허리와 바닥이 밀착돼 있으면 일자허리나 척추후만증이 의심되고, 주먹이 들어가고도 남을 정도로 공간이 지나치게 넓으면 척추전만증이 의심된다.

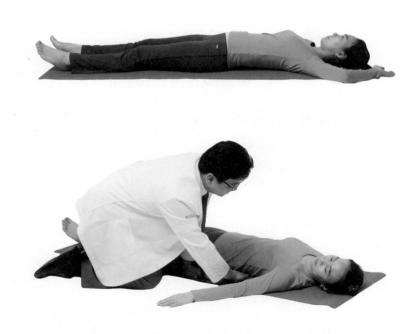

다리를 들어 올려 통증 유무를 확인한다

다리를 들어올리면서 통증 유무를 확인하는 하지 직거상 검사는 허리디스크를 판별하는 기본 검사법이다. 무릎을 쭉 편 상태로 다리를 천천히 들어 올리면서 땅기고 저리는 등의 통증이 있는지를 확인한다. 통증이 심해 다리를 바닥으로부터 70도 이상 들어올리지 못하면 허리디스크가 의심되고, 30도도 채 들어 올리지 못한다면 중증일 가능성이 높다. 그러나 허리디스크가 있어도 하지 직거상 검사에서 확인되지 않는 사례도 있으므로 섣불리 판단해서는 안 된다.

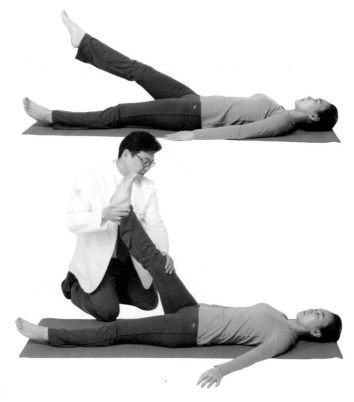

뒤꿈치와 앞꿈치만으로 걸을 수 있는지 확인한다

허리디스크 여부를 판단할 수 있는 또 하나의 검사법이 뒤꿈치와 앞꿈치만으로 걸을 수 있는지를 확인하는 것이다. 신발을 신지 않고 편평한 바닥에서 뒤꿈치만으로 걸을 때 다리 뒤쪽이 심하게 땅기거나 발뒤꿈치에 통증이 있으면 허리디스크일 수 있다. 또 까치발을 하듯 앞꿈치만으로도 걸을 때 허리나 엉덩이 쪽에 심한 통증이 느껴지면 역시 허리디스크일 가능성이 높다.

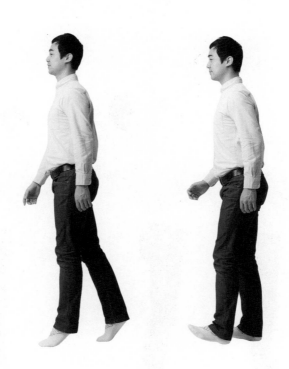

허리를 앞으로 굽히거나 뒤로 젖힐 때 통증 유무를 확인한다

똑바로 서서 허리를 앞으로 굽히거나 뒤로 젖혀보면 통증의 원인질환을 확인할 수 있다. 요통과 하지방사통을 허리디스크의 전형적인 증상으로 알고 있는 사람이 대부분이지만 척추관협착증이나 척추전위증이 있어도 같은 증상이 동반되기 때문에 허리디스크와 이들 질환을 혼동하는 경우가 많다. 이때 이들 질환의 차이를 구분할 수 있는 검사법이 허리를 앞뒤로 움직여보는 것이다. 허리를 앞으로 굽히려고 할 때 통증이 심해 제대로 굽히지 못하면 허리디스크가, 허리를 뒤로 젖히려고 할 때 통증이 심해 제대로 젖히지 못하면 척추관협착증이나 척추전위증이 의심된다.

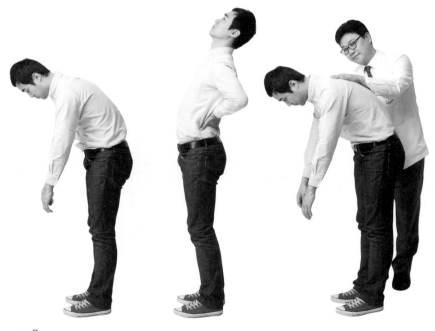

목을 움직일 때 어깨와 팔이 아픈지 확인한다

목의 운동 범위를 확인하는 것은 일자목과 목디스크 여부를 판단하는 데 도움이 된다. 상체를 바로 세운 상태에서 목만 천천히 앞으로 숙였다가 뒤로 젖히면서 통증이 오는지를 확인하고 다시 좌우로 천천히 회전시켜 별다른 통증 없이 목이 충분히 옆으로 돌아가는지를 확인하면 된다. 목이 뻣뻣하고 무거워 앞, 뒤, 옆으로 충분히 움직일 수 없거나 움직일 때마다 목과 어깨가 땅기고 결리듯 아프면 근육이 뭉친 탓이거나 일자목증후군일 수 있다. 그리고 고개를 뒤로 젖힐 때 어깨와 팔, 때로는 손가락 끝까지 땅기고 저리는 증상이 나타나면 목

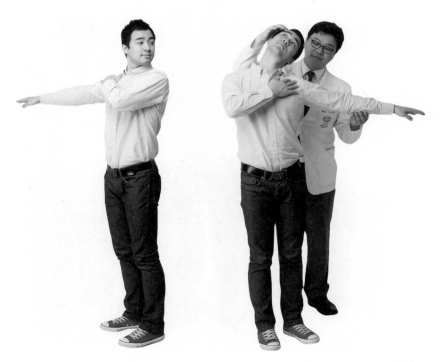

디스크일 가능성이 높다. 목이 뻣뻣하다고 뚝뚝 소리를 내며 목을 꺾거나 360도로 휘휘 돌리는 습관은 목 건강에 도움이 되기는커녕 목 부상을 당할 수 있으므로 반드시 고쳐야 한다.

허리를 앞으로 굽혀 등 높이와 팔 길이가 같은지 확인한다

척추가 옆으로 기우뚱하거나 틀어져 있으면 어깨 높이는 물론 등 높이, 골반의 위치, 다리 길이까지 좌우 균형이 맞지 않는다. 이를 확인하려면 다리를 어깨너비로 벌린 자세에서 허리를 앞으로 최대한 굽혔

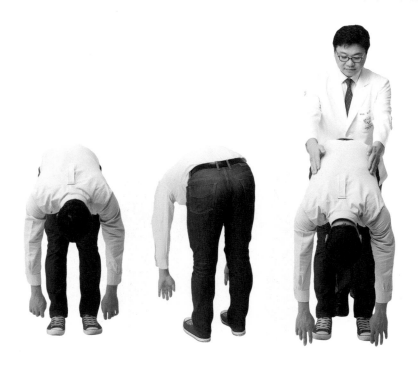

을 때 등 높이와 팔 길이가 같은지를 관찰하는 것이 가장 정확하다. 혼자서는 확인이 불가능하므로 다른 사람에게 관찰을 부탁해야 하는데 이때 관찰하는 사람은 허리를 굽힌 사람의 앞쪽과 뒤쪽에서 고루 관찰해야 한다. 양쪽 등 높이와 팔 길이에 차이가 많이 날수록 척추의 틀어짐이 심하다는 뜻이고 한쪽 등이 극명하게 솟아 있는 상태면 척추측만증까지 의심할 수 있다.

양쪽 다리 길이를 확인한다

척추의 좌우 균형이 깨지면 골반이 틀어지면서 양쪽 다리 길이에도 차이가 생긴다. 다리의 좌우 균형을 확인하려면 바닥에 똑바로 엎드려 무릎을 붙인 상태에서 양쪽 다리를 뒤로 굽힌 다음 뒤꿈치의 높

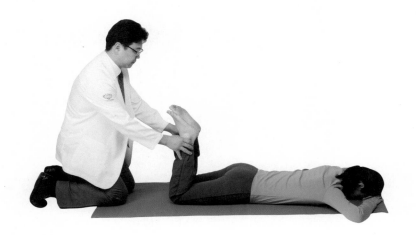

이를 살펴본다. 양쪽 뒤꿈치를 붙였을 때 한쪽이 높으면 척추의 균형이 깨진 상태라고 봐야 한다. 좀 더 간편하게는 신발 밑창을 확인하는 방법도 있다. 양쪽 다리 길이가 다르면 상대적으로 다리가 긴 쪽의 신발 밑창이 더 빨리 닳는 특징을 보인다.

앉았다가 일어설 때 요통이 오는지 확인한다

척추전위증으로 인해 어긋난 척추뼈가 척추관을 압박하면 척추관협착증과 똑같은 증상을 보인다. 허리를 뒤로 젖히지 못하고 오래 걸으면 다리가 터질 듯 아프다가도 쪼그려 앉아 쉬면 통증이 해소되는 증상도 두 질환 모두 동일하다. 따라서 정밀진단을 하지 않고는 판별하기 어려운 경우가 대부분이지만 앉았다가 일어설 때 유독 요통이 심해지는 증상을 보인다면 척추전위증일 가능성이 높다. 어긋난 척추뼈가 몸을 크게 움직일 때마다 흔들리면서 척수신경을 압박할 수 있기 때문이다.

얼마나 아플 때
병원에 가야 할까?

아프면 병원을 찾는 것은 상식이다. 그러나 요통처럼 척추와 관련해 발생하는 통증은 서둘러 병원을 찾을 필요는 없다. 만성적인 요통에 시달리던 사람보다 갑자기 허리나 목을 삐끗해 전에 없던 요통을 경험하는 사람들이 더욱 불안하기 마련이지만 이 때 병원을 찾기에 앞서 안정을 취하는 것이 우선이다.

목과 허리의 굴곡이 잘 유지되도록 바른 자세로 누워 안정을 취하면 통증은 대개 가라앉는다. 잘못된 자세 때문에 근육이 경직되거나 인대가 스트레스를 받았던 경우는 물론 돌출된 디스크나 터져 나온 수핵이 신경을 누르고 있던 경우에도 디스크는 제자리로 돌아가고 수핵은 흡수되면서 통증이 가라앉는 수가 많다. 척수신경이나 신경근에 생긴 염증 때문에 통증이 오는 경우도 침상안정을 취하면 대부분 호전된다.

통증 시작되는 초기에는 2~3일 침상안정 취해야

그러나 안정을 취한다고 해서 장기간 누워서만 지내는 것은 좋지 않다. 근육이 퇴화해 근력이 떨어지면 허리 건강에 더욱 해로운 탓이다. 예전에는 통증이 충분히 가라앉을 때까지 침상안정이 권고되기도 했지만 요즘은 2~3일 안정을 취해 급성통증만 다스린 후 몸을 움직이는 것이 오히려 회복에 도움이 되는 것으로 알려져 있다. 남은 통증을 해소하고 통증의 재발을 막으려면 바른 자세로 생활하고 가벼운 운동을 꾸준히 하는 것이 중요하다. 바른 자세와 운동은 휘거나 뒤틀린 척추를 교정하고 근육을 강화해 통증 해소는 물론 척추질환 예방에도 효과적이다.

그런데 침상안정을 취해도 통증이 호전될 기미를 보이지 않거나 더 심해지는 경우도 있을 수 있다. 이때는 침상안정을 연장하기보다 병원을 찾아 원인치료를 해야 한다. 디스크나 수핵이 척수신경을 계속 압박하거나 척추관이 많이 좁아져서일 수도 있고 인대나 근육의 상태가 심각해 인대통이나 근막동통증후군으로 악화된 탓일 수도 있다. 그밖에 다른 질환 때문일 수도 있으므로 원인질환을 찾아 치료하는 것이 통증 악화를 막는 방법이다.

급성통증과 달리 만성통증은 침상안정을 취할 필요 없이 되도록 빨리 병원을 찾아 치료를 시작하는 것이 좋다. 요통이나 다리통증으로 오래 고생하는 환자들을 보면 통증의 원인을 정확히 모르는 사람이 대다수다. 쉬면 괜찮다가 무리하면 도지는 식으로 통증이 반복되다 보니 과로나 나이 탓으로 돌리고 통증 자체를 대수롭지 않게 여기기 때문이다. 통증이 도지면 꼼짝없이 누워 지내야 할 정도로 증상이 심한데도 물리치료나 침치료, 약물치료 등에 의지해 통증을 견디는 사람도 드물지 않다.

통증의 원인을 정확히 판별하기도 어려웠고, 판별한다고 해도 수술 외에는 크게 효과적인 대책도 없던 시절에는 통증을 그때그때 다스려가며 참고 사는 것을 당연하게 여기기도 했다. 그러나 최근에는 통증의 원인을 정확하게 찾아내 간단하게 해결하는 시술법이 발달해 있으므로 통증으로 오래 고생할 이유가 전혀 없다. 만성통증에 시달리는 사람일수록 근육, 인대, 후관절, 디스크 등이 전반적으로 퇴화돼 있을 가능성이 높기 때문에 급성통증보다 오히려 원인치료가 필요한 경우가 훨씬 많다.

다리 힘 빠지고 감각 둔해지면 응급 상황

정리하자면 급성통증은 침상안정을 먼저 취한 후 통증이 가라앉지 않을 때 병원을 찾고, 만성통증은 되도록 빨리 원인치료를 하는 것이 통증에 대처하는 보편적인 방법이라고 할 수 있다. 그런데 증상이 시작되자마자 바로 병원을 찾아야 하는 응급 상황도 있다. 통증 정도가 아니라 하반신 마비가 우려되는 경우가 응급 상황에 해당한다.

척추관이 심하게 좁아지거나 압박당해 다리로 가는 신경근이 전반적으로 무력해지면 다리의 감각이 둔해지면서 힘이 빠지게 된다. 그러므로 마치 고무다리처럼 다리에 아무런 감각이 없거나 걸을 수 없을 정도로 다리에 힘이 빠질 때는 서둘러 병원을 찾아 신경을 압박하는 원인을 제거해야 하반신 마비까지 가는 최악의 상황을 막을 수 있다. 대소변을 보기 위해 힘을 줄 때마다 극심한 통증이 따르거나 아예 힘이 주어지지 않아 대소변을 볼 수 없는 경우도 응급 상황이다.

이렇게 감각 기능과 운동 기능에 장애가 따를 때는 수술을 해야 하는 상황이 될 수도 있다. 대개는 피부를 조금만 절개해 현미경으로 들여다보면서 수술하는 미세현미경수술이 적용되지만 극히 드물게는 피부를 크게 절개하고 육안으로 들여다보면서 하는 고전적인 수술법이 적용되기도 한다.

수술 없이 치료하는
최신 척추치료술

환자의 부담을 덜어줄 수 있는 비수술적 치료법과 절개를 최소화하는 최신 수술기법이 지속적으로 개발되고 있음에도 척추질환은 여전히 두려움의 대상이다. 최신 치료술에 대한 정보를 미처 접하지 못해서일 수도 있지만 간단한 시술만으로 정말 말끔히 나을 수 있는지, 자신만 예외적으로 큰 수술을 받아야 하는 것은 아닌지 등을 걱정하는 환자도 드물지 않다.

그러나 디스크질환 가운데 수술이 필요한 경우는 5% 정도에 불과하고 피부를 크게 절개하는 고전적인 수술이 필요한 경우는 이보다 훨씬 비율이 낮아서 중증 하반신 마비와 같은 극히 예외적인 상황에서만 적용된다. 손상된 디스크를 제거한 후 인공 디스크를 삽입하거나 척추 뼈와 뼈 사이를 고정하던 수술도 이제는 미세현미경을 이용하는 것이 일반적이므로 수술을 지나치게 두려워할 필요는 없다.

디스크 환자의 약 95%에게는 수술이 아닌 시술이 적용되는데 신경성형술과 신경유착박리술, 신경풍선확장술, 꼬리뼈내시경시술, 추간공내시경시술, 후궁간내시경시술, 고주파수핵감압술 등이 대표적인 시술이다. 통증의 원인과 증상에 따라 치료에 적합한 시술이 적용되고 이 과정에서 80~90% 이상의 환자가 치료되므로 간단한 시술만으로 통증을 말끔히 해소할 가능성은 상당히 높은 편이다.

신경성형술

다리 통증 없이 요통만 호소하는 환자들 중에는 척수신경이나 신경근에 생긴 염증이 통증의 원인인 사례가 적지 않다. 또는 디스크질환이나 척추관협착증 등 척추질환이 있어도 신경을 압박하는 요인에 의해 신경이 부어오르고 염증이 생길 수 있는데 이때 적용하는 시술법이 신경성형술이다.

가느다란 카테터를 꼬리뼈를 통해 척추관 속으로 삽입한 후 염증이 생긴 부위에 직접 약물을 주입하는 시술로 부어 있던 신경 조직과 염증을 가라앉혀 통증을 해소하는 효과를 기대할 수 있다. 실시간 영상장치를 통해 신경 부위를 확인하면서 시술하므로 정확한 부위에 약물을 주입할 수 있고 윗 등을 통해 목 부위에도 카테터를 올려 보낼 수 있어 척추 어느 부위든 시술이 가능한 것이 특징이다. 또 국소마취만 하기 때문에 마취 부작용에 노출될 위험이 거의 없어 고령의 환자나 당뇨병, 고혈압, 심장질환 등을 앓고 있는 환자에게도 폭넓게 적용할 수 있다. 시술 시간도 약 15분에 불과해 1~2시간 안정을 취한 후 바로 일상생활이 가능하다.

신경유착박리술

신경성형술이 통증을 일으키는 신경 부위에 약물을 주입하는 화학적 치료법이라면 신경유착박리술은 유착된 신경을 직접 떼어내는 물리적 치료법이라고 할 수 있다. 끝부분이 자유자재로 움직이는 카테터를 꼬리뼈를 통해 척추관으로 삽입한 후 신경끼리 유착된 부위나 신경과 디스크가 유착된 부위를 카테터로 긁어 박리하는 시술이다.

　신경성형술만으로 통증이 해소되지 않는 환자나 허리나 목 수술 후 신경 유착으로 인해 통증을 느끼는 환자, 디스크나 수핵이 신경에 유착돼 요통과 방사통이 지속되는 환자들에게 주로 시술한다. 시술시간은 신경성형술보다 약간 길어 20~25분이 소요되지만 목 부위까지 시술할 수 있다는 점, 국소마취만 시행해 누구에게나 시술이 가능하다는 점은 신경성형술과 동일하다.

신경풍선확장술

신경풍선확장술은 풍선확장 기능이 포함된 길고 가는 약 2mm 굵기의 특수 카테터를 이용한 치료법이다. 꼬리뼈를 통해 통증부위에 특수 카테터를 넣은 후 카테터의 전후좌우 움직임을 이용해 신경 사이의 유착을 제거한다. 또 풍선의 확장과 이완을 반복시키면서 좁아진 척추관을 넓히고 특수약물을 주입해 신경압박을 해소함으로써 협착부위 혈류장애를 원천적으로 해결하는 시술이다. 풍선으로 협착 부위를 넓힌 뒤 약물을 투여하면 약물이 잘 퍼지기 때문에 협착이 심해 부기나 염증을 가라앉히는 약물 치료를 해도 협소해진 척추관 사이로 약물이 잘 퍼져나가지 않아 어려움을 겪던 환자 치료에 효과적이다.

척추관협착증이 있는 환자나 디스크 및 척추질환으로 신경유착이 있는 경우, 척추수술 후에도 통증이 지속되거나 기존 비수술 치료로 효과를 보지 못한 환자들에게 도움을 줄 수 있다. 시술시간이 20~30분 내외로 짧고 국소마취만 하기 때문에 의료진이 환자와 대화를 통해 상태를 실시간으로 체크하면서 시술이 가능하다. 고령이나 당뇨, 고혈압 등 고위험군 환자도 안전하게 치료받을 수 있고 시술하면서 증상이 좋아지는 것을 환자가 바로 느낄 수 있을 정도로 효과적이다.

꼬리뼈내시경시술

척추는 조직이 워낙 복잡하고 통증을 일으키는 원인도 복합적인 경우가 많아서 통증의 원인을 정확하게 파악하기 어려운 사례가 적지 않다. 이런 경우, 척추를 열지 않고도 직접 들여다보며 수술하는 것과 같은 효과를 내는 시술법이 꼬리뼈내시경시술이다.

신경성형술과 신경유착박리술이 실시간 영상장치로 환부를 확인하는 데 비해 내시경을 직접 척추 속으로 들여보내기 때문에 통증을 일으키는 부위를 좀 더 생생하게 확인할 수 있다. 통증을 일으킬만한 요인을 내시경으로 확인해가며 치료까지 병행할 수 있는 것이 이 시술의 장점이다. 염증이 있는 부위는 약물치료를 하고 신경이 유착된 부위는 카테터로 박리하며, 신경을 압박하는 디스크나 수핵은 물론 두꺼워진 인대도 크기를 줄이는 치료를 할 수 있다.

이처럼 복합적인 원인 부위를 동시에 치료할 수 있기 때문에 원인 모를 통증 해소에 상당히 효과적이다. 따라서 MRI검사로도 뚜렷한 원인이 확인되지 않는 환자, 허리 수술 후 통증을 호소하는 환자, 신경성형술과 신경유착박리술로도 효과를 보지 못한 환자 등에게 주로 적용하고 수술이 불가능한 고령의 환자와 만성질환자에게도 시술할 수 있다. 내시경을 삽입하는 꼬리뼈 부분에만 국소마취를 하므로 시술 부담이 적고 시술 시간도 30분~1시간에 불과하며 시술 후 바로 일상생활이 가능하다.

추간공내시경시술

디스크나 협착증이 있는 신경 부위에 내시경 카메라가 달린 특수 카테터를 옆구리에서 추간공을 통해 삽입한 후 실시간으로 병변 부위를 확인하면서 내시경 감압기를 이용해 염증 및 병변 부위를 제거하고 세척하여 허리통증을 치료하는 시술이다. 병변 부위로 접근하는 길이가 짧아 통증이나 조직 손상을 최소화할 수 있으며 MRI검사로도 보이지 않는 병변을 내시경을 이용해 직접 눈으로 확인하면서 치료하기 때문에 수술한 것과 같은 효과를 볼 수 있다.

추간공은 신경 뿌리와 가장 가깝기 때문에 파열된 디스크 조각이 끼어 들어가기 쉬운 곳이다. 추간공으로 디스크가 터지면 통증이 굉장히 심하고 통증은 한쪽으로만 나타난다. 양쪽 다리가 저린 게 아니라 한쪽 다리만 아픈 편측성 통증이 상당히 두드러지며 신경 뿌리가 눌리는 것이라 마비증상이 굉장히 흔하게 나타난다. 발목에 힘이 빠지기도 하고 정강이 살이 남의 살 같기도 하며, 이런 증상 때문에 회복까지 시간도 오래 걸린다. 그래서 무엇보다 빨리 치료하는 것이 좋다. 꼬리뼈를 통해 치료할 경우 거쳐야 하는 곳이 많으므로 옆구리를 통해 들어가는 추간공내시경시술이 효과적이다.

후궁간내시경시술

후궁간내시경시술은 국소마취 후 1cm 미만의 절개를 통해 고화질 초소형 내시경을 허리에 주사처럼 삽입하는 방식이다. 이 내시경을 통해 병변 부위와 척수신경을 8배 확대한 정밀하고 선명한 영상을 보면서 척추관협착증이나 허리디스크의 원인이 되는 비후된 인대, 뼈, 탈출된 디스크까지 제거함으로써 허리, 엉치 및 다리 통증을 치료할 수 있다. 신경 및 혈관 손상 없이 통증의 원인만 제거하는 시술로 정확도가 높으며 시술시간도 1시간 내외로 짧다. 시술 후 당일 보행이 가능할 정도로 회복도 빠르다. 국소마취로 진행되기 때문에 고령자나 당뇨, 고혈압, 심장병 등 만성질환이 있는 환자도 안전하게 치료 가능하다.

고주파수핵감압술

고주파수핵감압술은 허리디스크와 목디스크 환자에게만 적용되는 시술이다. 통증의 원인이 되는 디스크 근처 피부를 통해 가느다란 카테터를 디스크까지 찔러 넣은 후 카테터 끝에서 방출되는 고주파 열에너지를 이용해 디스크를 직접 치료하는 것이 특징이다. 변성된 수핵은 태워 없애고 돌출된 디스크와 수핵은 제자리로 돌아가게 함으로써 디스크 질환으로 인한 요통과 방사통을 해소하는 효과가 있다.

실제 시술 환자의 약 80% 이상이 시술 후 2주 이내에 요통과 방사통이 해소되는 효과를 보는 것으로 알려져 시술 성공률도 상당히 높다. 카테터를 삽입하는 피부 부위에만 국소마취를 한 후 시술하고, 시술 시간도 15~30분 정도면 충분하다.

미세현미경수술

비수술적 시술로 통증이 해소되지 않거나 처음부터 수술이 필요한 환자에게는 미세현미경수술이 적용된다. 고전적 수술법이 피부와 근육을 크게 절개한 후 양쪽 등뼈를 드러낸 상태에서 시행하는 부담스러운 방식이었던 데 반해 미세현미경수술은 피부와 근육을 2cm 정도만 절개하고 등뼈의 일부만 드러낸 상태에서 시행한다.

절개 부위를 통해 미세현미경으로 수술 부위를 약 10~15배 확대해 들여다보면서 수술하는 것이 특징이다. 약물치료나 카테터, 내시경, 고주파 열에너지로는 제거할 수 없는 통증의 원인 부위를 직접 제거할 수 있기 때문에 신경이 압박당하거나 눌린 부위를 확실하게 풀어주는 효과가 있다. 주로 돌출된 디스크와 비정상적으로 자라나 척추관을 압박하는 후관절, 관절돌기, 인대의 일부를 제거하는 방식으로 신경 통로를 넓혀준다.

미세현미경수술은 비수술적 시술로 효과를 보지 못한 디스크 환자와 척추관협착증 환자, 하반신마비의 우려가 있거나 대소변장애, 성기능장애가 동반되는 환자에게도 대부분 적용된다. 전신마취가 아닌 척추마취를 한 상태에서 시행하므로 인공디스크 수술이나 척추유합술 같은 고전적인 수술을 받을 수 없는 환자에게도 적용할 수 있고 척추의 손상이 적어 회복도 빠른 편이다. 그러나 절개를 최소화한다고 해도 시술이 아닌 수술이므로 1박2일 또는 2박3일 정도의 입원은 불가피하다.

수술 성공률은 비수술적 시술보다 높아서 척추관협착증은 약 95%, 디스크질환은 약 80%에 달한다. 미세현미경수술 환자의 약 3% 정도가 상처 감염, 혈종, 마취 부작용 등을 경험하는 것으로 알려져 있으므로 병원에서 안내하는 수술 후 관리지침을 잘 따르는 것이 중요하다.

이렇듯 다양한 치료법이 있기 때문에 인공디스크를 삽입하거나 나사못을 고정하는 수술을 하지 않고도 척추 질환을 치료할 수 있다. 이때 무엇보다 중요한 것은 환자의 증상과 정밀검사 결과가 맞는지 진찰을 잘하는 것이다. 정확한 진단에 따라 적합한 치료법을 선택해야 좋은 치료 결과가 나타날 수 있다.

통증 발생 부위에 따라 치료법도 다르다

척추관협착증이나 허리디스크는 어느 부위에서 통증이 발생했는지에 따라 치료법도, 접근하는 위치도 다르다. 후궁간 접근방법은 등쪽에서 접근해 병변을 제거하는 가장 짧은 길이다. 하지만 척추는 굉장히 복잡한 구조물이라 디스크의 방향이 후궁간이 아니라 추간공 쪽일 경우 추간공으로 접근하는 게 더 바람직하다. 디스크가 약간 넓게 나와 있을 때는 꼬리뼈를 통해 치료하는 것이 효과적이다.

꼬리뼈를 통한 접근방법

사람의 꼬리뼈에는 척추관 안으로 진입할 수 있는 통로가 있다. 이쪽으로 접근해 내시경이나 특수 기구를 이용해 신경 통로를 넓혀주는 방법으로 꼬리뼈 내시경시술, 신경유착박리술, 신경풍선확장술 등이 있다.

추간공을 통한 접근방법

추간공은 척추뼈 마디마디 사이, 척수신경이 내려오는 척추 사이 구멍을 가리키는 용어다. 추간공을 통해 신경통로를 넓혀주는 추간공내시경시술은 중앙 바깥쪽으로 나와 있는 협착이나 디스크 치료에 효과적이다.

후궁간을 통한 접근방법

척추뼈에서 몸통의 뒤쪽 부분을 이루는 고리 모양 뼈, 즉 척추 후궁을 통한 치료법도 있다. 활처럼 생긴 후궁과 후궁 사이로 들어가는 후궁간내시경시술은 척추관이 360도로 완전히 좁아진 경우, 즉 신경을 완전히 둘러 싸고 있는 경우 척추관 전후좌우를 충분히 넓혀줄 수 있어 좋다.

이러한 세가지 접근방법을 이용하면 수술하지 않고 국소마취 하에 최소절개로 신경을 완벽하게 감압해 척추관협착증이나 허리디스크를 치료할 수 있다.

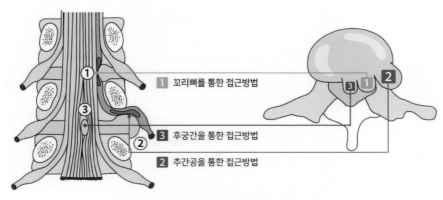

통증 발생 부위에 따른 접근방법

두 번 다시 고통 받지 않으려면
척추를 바로 세워라

"몇 년 전에 디스크 수술 받았는데요?"

환자들에게 검사 결과를 알려주면 간혹 이런 식의 반응을 보이는 이가 있다. 수술까지 받았는데 어떻게 같은 병에 또 걸릴 수 있느냐는 항변이다.

많은 환자가 착각하기 쉬운 것이 비수술적 시술이든 수술이든 병원 치료를 통해 통증을 해소하고 나면 그것으로 완치됐다고 믿는 것이다. 그러나 척추질환에는 결코 완치의 개념은 있을 수 없다. 통증은 깨끗하게 치료해줄 수 있어도 그 허리를 사용하는 사람의 습관까지 고쳐줄 수는 없기 때문이다.

앞서도 여러 차례 강조한 것처럼 척추질환은 하루아침에 걸리는 병이 아니다. 몇 년, 혹은 몇 십 년씩 허리를 함부로 다루고 혹사한 결과, 틀어진 척추뼈와 일찍 늙어버린 척추 주변의 조직들이 제자리를 이탈하거나 딱딱하게 굳으면서 문제를 일으키는 것이 척추질환의 실체다. 전반적으로 병들기 시작한 척추에서 디스크가 먼저 문제를 일으키면 디스크환자가 되는 것일 뿐 건강한 척추에서 디스크만 고장나는 경우는 거의 없다.

통증 치료 후 바른 자세와 운동 실천하지 않으면 재발은 시간문제

치료 후 한동안 잊고 지냈던 통증이 다시 시작되면 치료가 잘못돼 재발한 것으로 생각할 수 있지만 사실은 재발의 가능성과 다른 부위에 문제가 생겼을 가능성이 공존한다. 치료 후 얼마 지나지 않아 똑같은 부위에서 통증이 재발하면 치료가 실패했다고도 볼 수 있다. 그러나 몇 년 후 같은 부위에서 재발하는 통증이나 다른 부위에서 발생하는 통증은 대부분 건강하지 못한 척추가 원인이다.

척추질환 때문에 병원을 찾아본 사람들은 알겠지만 척추 전문의들이 한결같이 강조하는 것이 있다. 바른 자세와 규칙적인 운동이다. 척추 건강을 위해서는 식습관이나 금연, 절주도 중요하지만 유독 바른 자세와 규칙적인 운동을 강조하는 이유는 비틀린 척추를 바로잡고 근력을 키워 건강한 척추를 만들어야만 재발이나 또 다른 부위의 통증을 예방할 수 있기 때문이다.

척추전문병원 치료과정에 재활치료나 도수치료 등이 빠지지 않는 것도 이런 이유에서다. 재활치료는 스트레칭을 통해 근력을 강화하는 과정이고 도수치료는 비틀린 척추를 교정하는 과정으로 카이로프랙틱이라고도 한다. 그리고 운동으로는 회복할 수 없는 손상된 인대에 주사를 놓아 인대를 재생시키는 인대강화치료를 병행하기도 한다. 아무리 효과 좋은 최첨단 척추치료술이라고 해도 건강한 척추가 뒷받침되지 않고는 높은 치료 효과를 기대할 수 없기 때문에 척추를 전반적으로 강화할 수 있는 처치를 기반으로 한 상태에서 시술 또는 수술을 시행하는 것이 일반적이다.

문제는 병원에서 잠깐 재활치료나 도수치료, 인대강화치료 등을 받았다고 해서 그 효과가 지속되지 않는다는 점이다. 운동을 꾸준히 하지 않으면 근력은 다시 떨어지게 돼 있고 도수치료로 애써 교정해 놓은 척추도 바른 자세를 유지하지 않으면 금방 제자리로 돌아가고 만다. 인대 역시 다시 마모되기는 마찬가지다.

통증을 성공적으로 잡았다고 해도 이후 척추가 약해질 수밖에 없는 생활을 계속하면 척추는 다시 문제를 일으키게 돼 있다. 따라서 척추를 건강하게 만들 생각은 않고 통증만 치료하겠다는 생각은 지반이 약해 흔들리는 건물을 지반은 그대로 둔 채 건물만 자꾸 수리하는 것처럼 어리석다. 두 번 다시 척추질환으로 고통 받지 않으려면 바른 자세와 규칙적인 운동을 늘 실천하며 살아가야 한다. 그리고 이는 오직 척추의 주인만이 할 수 있는 노력이자 실천이다.

척추 건강의 기초는 아기 때부터!

사람의 척추는 완성되지 않은 채로 태어나 유아기 때 척추의 곡선이 만들어지고 성장하면서 굵고 단단해진다. 따라서 아이의 평생 척추 건강은 유아기에 그 기초가 다져진다고 할 수 있다. 연약한 척추를 지닌 아이에게는 과도한 걸음마 연습이나 안고 업는 자세 하나하나가 해가 될 수 있으므로 부모의 양육태도가 특히 중요하다.

아이가 스스로 일어설 때까지 걸음마 연습은 자제하라 아이는 목의 C자형 곡선이 완성되면서 스스로 목을 가누게 되고 허리의 S자형 곡선이 완성되면서 걸음마를 시작한다. 이 곡선이 만들어져야 목을 지지할 힘과 체중을 지지할 힘이 생긴다. 그런데 아이가 스스로 체중을 지탱할 힘도 기르지 못한 상태에서 부모가 지나치게 일찍 걸음마 연습을 시키면 척추에 무리를 가해 척추 자체가 약해질 수 있다. 그러므로 걸음마 연습은 아이가 주변의 물건을 잡으면서 스스로 몸을 일으키려고 할 때부터 시작해야 한다.

척추 건강을 생각한다면 보행기는 멀리 하라 보행기에 일찍 앉힐수록 걸음마도 일찍 뗀다고 생각하는 부모가 많다. 그러나 허리를 가누지 못하는 아이를 보행기에 앉히면 아이가 보행기에 몸을 기대면서 척추가 틀어질 수 있고 골반과 다리의 근력강화에도 도움이 되지 않는다. 보행기는 아이가 허리를 바로세울 수 있을 때부터 사용하되 지나치게 오래 앉혀두지 않도록 해야 한다. 아이의 척추는 보행기보다 스스로 기고 일어서는 등의 동작을 많이 할 때 더욱 건강해진다.

아이의 다리가 벌어지도록 안거나 업지 마라 어려서부터 자주 안거나 업어 키운 아이는 고관절이 틀어지면서 O자형 다리를 지닌 아이로 성장할 가능성이 높다. 안거나 업을 때는 아이의 다리가 벌어지지 않도록 주의하고 되도록 안고 업는 시간은 줄이는 것이 좋다.

유튜브 강의

곧고 건강한 척추를 지키기 위한 생활지침

하나. 항상 바른 자세를 유지하려고 노력한다.

앉고 서고 눕는 등 어떤 자세를 취하더라도 척추의 본래 형태가 흐트러지지 않도록 주의해야 한다. 귀와 어깨는 항상 일직선이 되도록 하고 등과 허리는 바로 펴서 디스크가 뒤로 밀리는 시간을 최소화해야 한다. 또 몸의 좌우균형이 깨지지 않도록 몸을 고루 사용하는 습관을 들인다.

둘. 스트레칭은 매일, 유산소 운동은 일주일에 3회 이상 실시한다.

스트레칭은 근육의 피로를 풀고 비뚤어진 체형을 바로잡는 데 효과적이고, 유산소 운동은 근육과 관절, 뼈를 튼튼하게 만들어준다. 따라서 스트레칭과 유산소운동을 병행해야 곧고 튼튼한 척추를 유지할 수 있다. 유산소운동으로는 골프, 테니스, 야구처럼 한쪽 몸을 많이 쓰는 운동보다는 전신을 고루 사용하는 걷기가 가장 좋다. 스트레칭은 최소 10~30분만 하더라도 매일, 유산소운동은 일주일에 3회 이상 해야 척추 건강을 지키는 데 도움이 된다.

셋. 뼈 건강에 좋은 식품을 섭취한다.

아무리 바른 자세를 유지하고 열심히 운동해도 뼈가 약해지면 척추 건강도 지킬 수 없다. 뼈를 튼튼하게 만들기 위해서는 반드시 뼈를 구성하는 칼슘과 칼슘의 흡수를 돕는 비타민 D가 풍부한 식품을 섭취해야 한다. 칼슘이 풍부한 식품으로는 우유, 요구르트, 치즈, 멸치, 뱅어포, 미꾸라지, 미역, 김 등이 대표적이다. 비타민 D는 햇볕을 많이 쬐면 우리 몸에서 저절로 합성되지만 여의치 않을 경우 고등어, 정어리, 꽁치, 달걀노른자, 햇볕에 말린 표고버섯 등으로도 보충할 수 있다.

넷. 좌식보다는 입식생활을 한다.

척추는 서 있는 자세에서 가장 완벽한 형태를 유지한다. 따라서 되도록 앉아 있는 시간을 줄이는 편이 좋은데 특히 바닥에 앉는 습관이 척추 건강을 크게 위협한다. 바닥에 앉으면 허리도 구부정해지고 골반과 다리도 압박을 받아 척추 변형이나 혈액순환 장애의 원인이 될 수 있다. 바닥에 앉아 생활하는 좌식보다는 소파와 의자, 식탁, 침대 등을 사용하는 입식생활을 하는 것이 척추 건강에 이롭다.

다섯. 좋은 의자를 사용한다.

현대인은 의자에 앉아 생활하는 시간이 길기 때문에 의자의 품질이 척추 건강을 좌우하기도 한다. 의자가 불편하면 바른 자세를 유지할 수도 없을 뿐 아니라 척추의 스트레스를 가중시키기 때문이다. 의자는 척추의 곡선을 잘 유지할 수 있도록 등받이는 10도 정도 뒤로 젖혀져 있으면서 등받이 아랫부분은 약간 들어가고 등을 받치는 부분은 볼록하게 나온 형태가 좋다. 또 체형에 맞게 조절할 수 있도록 등받이와 높낮이, 팔걸이 높이를 조절할 수 있어야 하며 엉덩이가 닿는 부분도 엉덩이 모양에 맞춰 둥근 형태로 제작된 의자여야 한다.

여섯. 체형에 맞는 가구를 사용한다.

체형에 맞지 않는 가구는 피로감을 증폭시키기도 하지만 척추의 퇴행성 변화를 촉진하는 주요인이다. 따라서 해당 가구를 자주 사용하는 가족 구성원의 체형에 맞춰 가구를 선택해야 한다. 싱크대, 세면대 등이 대표적이며 소파도 지나치게 크고 푹신하면 바른 자세로 앉을 수 없으므로 허리를 탄탄하게 받쳐줄 수 있는 제품을 고르도록 한다. 가구가 몸에 맞지 않을 때는 발 받침대, 쿠션 등을 사용할 수 있도록 비치해두는 것도 좋은 방법이다. 침구도 너무 딱딱하거나 푹신한 제품을 사용하지 않도록 주의해야 하며 베개는 목과 머리를 충분히 받쳐줄 수 있는 적당한 높이의 제품을 사용해야 한다.

Part 4 Posture Revolution

시작하자,
인생을 바꾸는 자세 혁명

잠자리에서 일어날 때 :
기지개로 척추를 깨워라

잠자리에서 눈을 뜨자마자 상체를 벌떡 일으키는 습관은 자칫 목과 허리를 삐끗하게
할 위험이 높다. 잠자는 동안에는 움직임이 적어 몸의 유연성이 떨어지고 바르지 못한
자세로 자고 난 후라면 근육도 경직된 상태이기 때문이다. 따라서 눈을 뜨고 나면 가
장 먼저 팔을 위로 뻗어 올리고 다리를 아래로 쭉 뻗어 기지개부터 하는 습관을 들여
야 한다. 기지개를 켠 상태에서 몸을 좌우로 비틀어주면 더욱 좋다. 몸을 충분히 이완
시킨 후 무릎을 세워 옆으로 돌아누운 다음 팔꿈치와 손으로 바닥을 짚으며 몸을 일
으켜야 척추의 부담을 덜 수 있다.

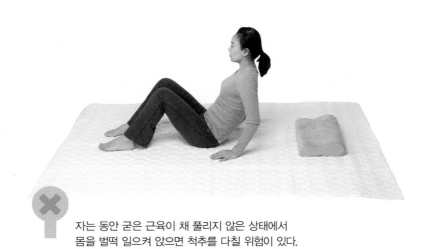

자는 동안 굳은 근육이 채 풀리지 않은 상태에서
몸을 벌떡 일으켜 앉으면 척추를 다칠 위험이 있다.

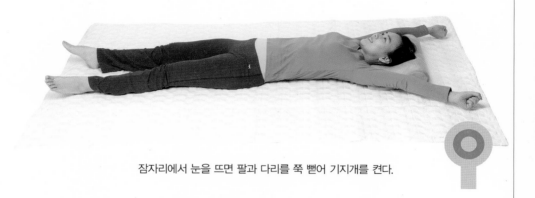

잠자리에서 눈을 뜨면 팔과 다리를 쭉 뻗어 기지개를 켠다.

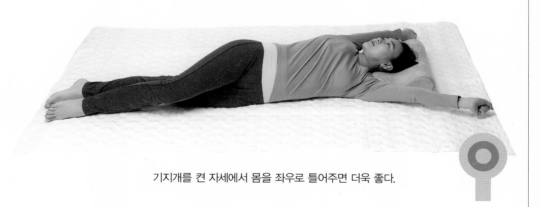

기지개를 켠 자세에서 몸을 좌우로 틀어주면 더욱 좋다.

잠자리에서 일어날 때 :
잠자리에서 일어나는 순서

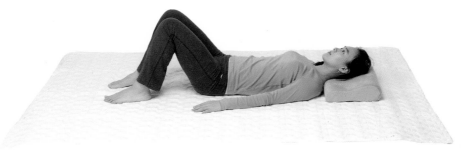

1 기지개로 몸을 충분히 풀어준 후
무릎을 먼저 세운다.

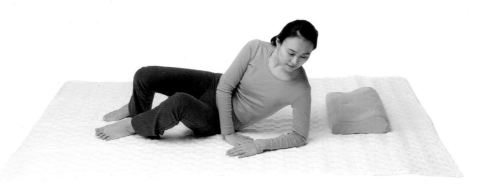

2 몸을 옆으로 돌려
팔꿈치로 체중을 지탱하며 상체를 일으킨다.

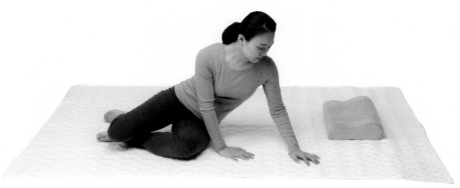

3 양손으로 바닥을 짚으면서
상체를 완전히 일으킨다.

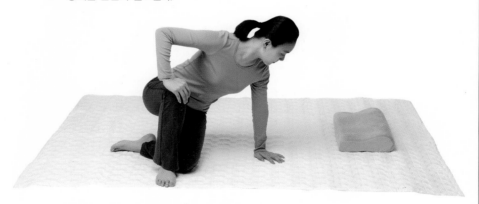

4 침대에서는 몸을 옆으로 돌려 침대 밑으로 내려선다.
바닥에서 일어날 때는 손으로 바닥을 짚으면서
다리의 힘으로 일어나야 척추에 무리를 주지 않는다.

세안할 때 :
샤워기를 이용하라

고개를 숙여 세수하고 머리까지 감고 나면 허리가 뻐근해오기 십상이다. 디스크가 뒤로 밀리면서 심한 스트레스를 받았다는 증거다. 특히 머리를 감을 때는 고개를 더 숙이게 돼 목의 부담도 늘어난다. 매일 반복되는 이런 습관 하나하나가 척추 건강을 위협하므로 되도록 고개와 상체를 덜 숙일 수 있는 방법을 찾아야 한다. 바닥에 쪼그려 앉아 세수하고 머리 감는 자세는 디스크의 압력을 최대치로 높이기 때문에 절대 금물이고 세면대를 사용할 때도 발 받침대에 한 발을 올려 체중을 분산시키는 것이 그나마 안전하다. 가장 좋은 습관은 샤워기를 이용해 고개를 뒤로 젖힌 자세로 머리를 감는 것이다.

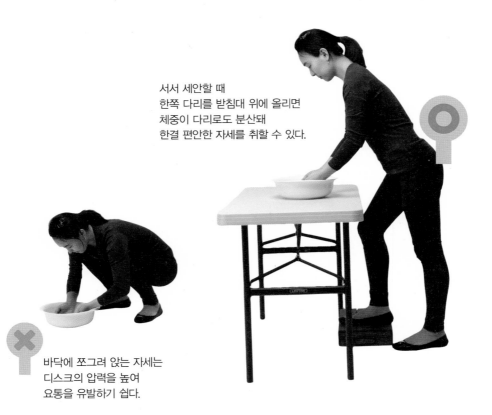

서서 세안할 때
한쪽 다리를 받침대 위에 올리면
체중이 다리로도 분산돼
한결 편안한 자세를 취할 수 있다.

바닥에 쪼그려 앉는 자세는
디스크의 압력을 높여
요통을 유발하기 쉽다.

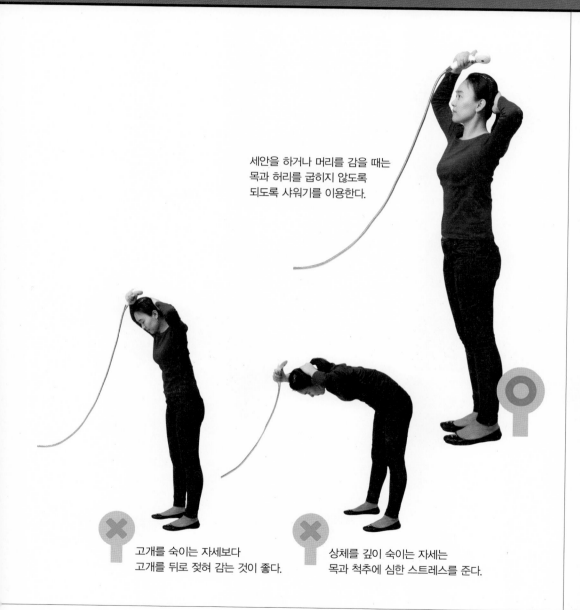

세안을 하거나 머리를 감을 때는
목과 허리를 굽히지 않도록
되도록 샤워기를 이용한다.

고개를 숙이는 자세보다
고개를 뒤로 젖혀 감는 것이 좋다.

상체를 깊이 숙이는 자세는
목과 척추에 심한 스트레스를 준다.

신문 볼 때 :
고개를 숙이지 말고 신문을 들어라

고개를 숙인 채 책이나 신문을 들여다보는 자세는 혈액순환을 방해해 집중력을 떨어뜨리고 뻣뻣한 일자목의 원인이 되기도 한다. 바닥에 신문을 펼쳐놓고 상체를 잔뜩 숙여 신문을 보는 자세는 물론 탁자나 무릎 위에 올려둔 신문을 고개 숙여 보는 자세도 좋지 않다. 따라서 고개를 숙이지 않도록 신문을 적당한 크기로 접어 눈높이까지 들어 올려 읽도록 한다.

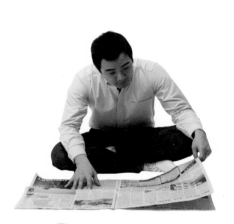

바닥에 앉는 자세는
척추와 골반을 틀어지게 하고
허리를 깊이 숙인 자세는
허리디스크의 원인이 될 수 있다.

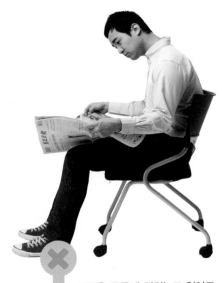

신문을 무릎에 펼쳐놓고 읽어도
역시 목과 허리를 숙이게 돼
척추 건강에 해롭다.

142

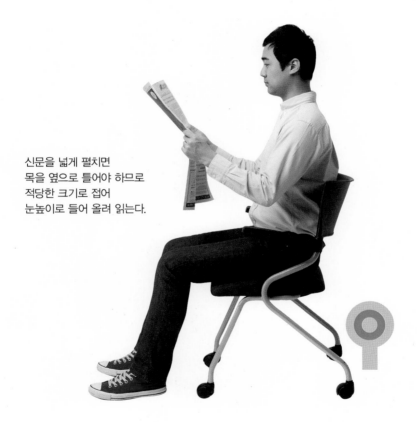

신문을 넓게 펼치면
목을 옆으로 틀어야 하므로
적당한 크기로 접어
눈높이로 들어 올려 읽는다.

옷 입을 때 :
넥타이와 벨트로 몸을 조이지 마라

목과 허리를 꽉 조이는 넥타이와 벨트는 보기에도 답답하지만 척추도 답답해한다. 넥타이로 목을 조이면 목을 움직일 때마다 압박감이 느껴져 목과 어깨 근육이 경직되기 쉽고 혈액순환에도 방해가 된다. 허리를 조이는 벨트 역시 허리 근육을 긴장시켜 근육통의 원인이 될 수 있다. 특히 여성들이 넓은 벨트로 허리를 조이는 옷차림을 자주 하면 벨트가 척추를 지지하는 역할을 하기 때문에 허리 근력마저 떨어질 수 있다. 넥타이는 손가락 2개가 들어갈 정도, 벨트는 손바닥이 들어갈 정도의 여유를 두고 매는 것이 보기에도 적당하고 척추에도 해가 되지 않는다.

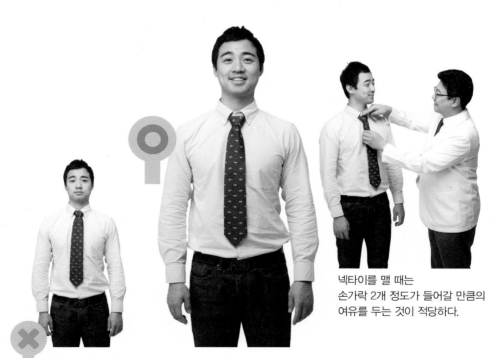

넥타이를 맬 때는
손가락 2개 정도가 들어갈 만큼의
여유를 두는 것이 적당하다.

꽉 조인 넥타이는
혈액순환 장애와
목 근육의 경직을
유발한다.

넥타이는 약간 느슨하게 매는 것이 좋고
셔츠도 목둘레에 여유가 있는
것을 입도록 한다.

144

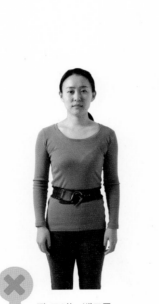

꽉 조이는 벨트를
습관적으로 착용하면
허리 근력이 약해질 수
있으므로 주의한다.

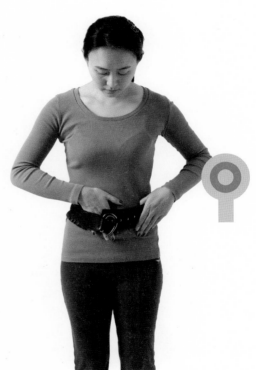

벨트는 숨을 들이마시지 않은 상태에서
손바닥이 들어갈 정도의 여유를 두고 맨다.

걸을 때 :
자신감 있게 걸어야 척추도 건강하다

걷기는 최고의 유산소운동이다. 하루 중 걷는 시간만 늘려도 충분한 운동량을 확보할 수 있어 생활 속에서 실천하기 쉬운 운동이기도 하다. 그러나 많이 걷는 것보다 중요한 것은 바른 자세로 걷는 것이다. 구부정한 자세로 걷거나 걸음걸이를 불안정하게 만드는 높은 신발을 신고 걸으면 건강에 도움이 되기는커녕 척추를 상할 수 있다. 바른 걸음걸이는 척추의 모양을 잘 유지하는 자세로 걷는 것이다. 몸은 바로 세우고 턱은 당겨 목과 허리의 곡선이 흐트러지지 않도록 걸어야 한다. 척추 건강을 의식해 가슴을 너무 내밀어도 허리 뒤쪽에 부담을 주게 되므로 상체에 지나치게 힘을 주지 말고 걸어야 한다.

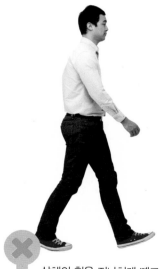

상체의 힘을 지나치게 빼고
의욕 없이 걸으면
등과 어깨가 구부정해진다.

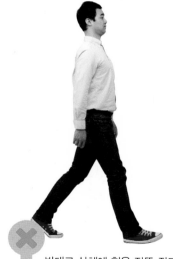

반대로 상체에 힘을 잔뜩 줘도
허리가 뒤로 젖혀져
척추의 부담이 증가한다.

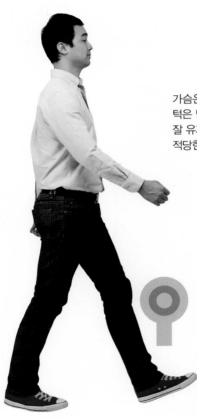

가슴은 펴고
턱은 당겨 척추의 모양이
잘 유지되도록 주의하면서
적당한 보폭으로 걷는다.

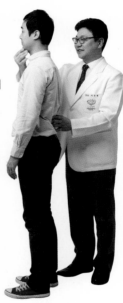

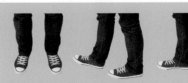

발 모양은 11자 또는 11자에서 살짝 옆으로 틀어진 정도
가 적당하다. 바닥을 디딜 때는 뒤꿈치가 먼저 바닥에
닿도록 한 다음 무게중심을 앞으로 옮기면서 걸어야 척
추의 충격을 줄일 수 있다.

대중교통 이용할 때 :
손잡이에 몸을 의지하지 마라

버스나 지하철에서 서 있는 자세도 중요하다. 흔들리는 차 안에서 바른 자세를 유지하기는 쉽지 않다. 그러나 손잡이에 매달려 몸을 늘어뜨리거나 기둥에 몸을 기대는 습관은 척추를 틀어지게 만들 수 있다. 중심을 잃을 위험에 대비해 손잡이나 기둥을 잡기는 하되 몸으로 중심을 잡을 수 있어야 한다. 몸으로 중심을 잡으려고 들면 자연스럽게 다리는 안전한 각도로 벌어지고 차가 움직일 때마다 무게중심을 옮겨가며 균형을 잡게 돼 있다. 이렇게 몸으로 균형을 잡는 습관을 들이면 척추는 물론 다리까지 건강해진다.

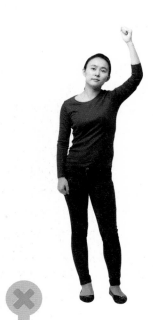

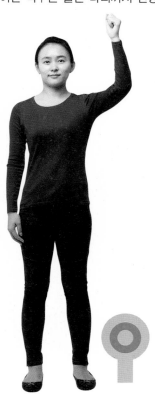

버스나 지하철에서
손잡이에 체중을 실으면 몸이 처지면서
척추의 균형도 흐트러진다.

흔들리는 차 안에서도
몸으로 무게중심을 잡으려고 노력해야
바른 자세를 유지할 수 있고 근력도 단단해진다.

148

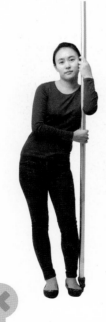

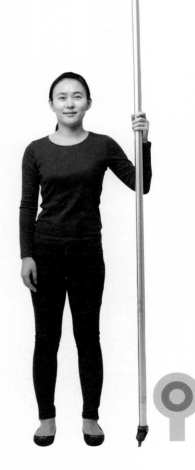

기둥에 몸을 기대는 자세도
몸의 긴장감을 떨어뜨려
바른 자세를 유지할 수 없게 만든다.

손잡이나 기둥은 중심을
잃을 경우에 대비해
손으로 잡고 있는 정도가 적당하다.

공부할 때 :
바른 자세가 집중력을 좌우한다

아무리 많은 시간을 공부에 투자해도 머리가 멍한 상태에서는 제대로 이해되지 않고 기억되지도 않는 법이다. 이는 공부할 의욕이 없어서가 아니라 충분한 산소가 뇌로 공급되지 못하는 탓이다. 고개를 숙이거나 비틀면 목을 통과하는 혈관이 압박당해 뇌로 가는 산소의 양이 부족해지고 근육도 경직돼 쉽게 피로를 느끼게 돼 있다. 그러므로 집중력 높은 아이로 키우려면 아이의 공부하는 자세부터 바로잡는 것이 중요하다. 혹 아이가 쓰는 책상과 의자가 바른 자세를 방해하는 요인이 되는지도 살펴봐야 한다.

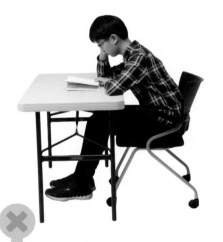

책상과 의자 사이가 멀면
불안정한 상체를 지탱하기 위해
손으로 머리를 받치거나
턱을 괼 수 있다.

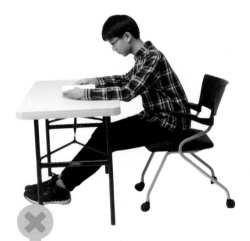

엉덩이를 의자 끝에 걸치면
무게중심이 허리 아래쪽과
엉덩이로 쏠리면서 디스크가 압박을 받아
요통의 원인이 된다.

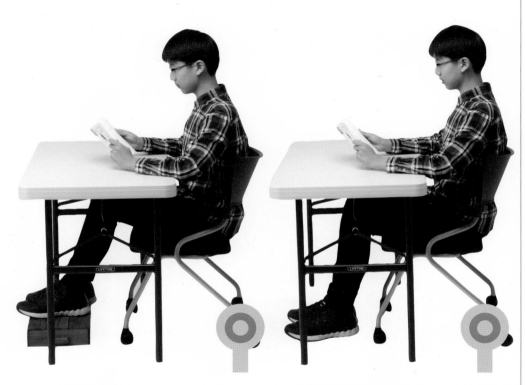

의자에 앉았을 때
무릎 높이가 엉덩이보다 높아야
척추와 다리가 편안하다.

등과 엉덩이를 의자 등받이에 밀착시킨 상태에서
되도록 고개를 숙이지 않고 공부해야
집중력도 높아지고 척추 건강도 지킬 수 있다.

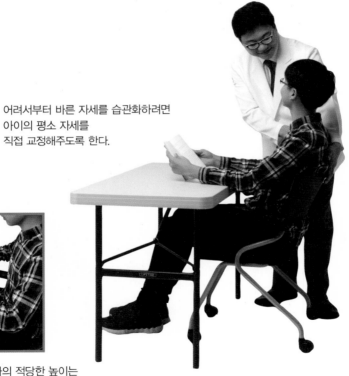

어려서부터 바른 자세를 습관화하려면
아이의 평소 자세를
직접 교정해주도록 한다.

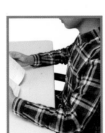

책상과 의자의 적당한 높이는
의자에 앉아 책상 위에 두 팔을 올렸을 때
팔꿈치가 직각을 이룰 수 있어야 한다.

책상과 의자 사이의 거리는
아이가 앉았을 때
책상과 아이 배 사이에
주먹 하나가 들어갈 정도가 적당하다.
또 다리를 자유롭게 뻗을 수 있도록
책상 밑은 비워두는 것이 좋다.
책상 밑에 서랍 등이 놓여 있으면
다리를 바로 뻗기 힘들어
몸이 틀어질 수 있고
움직임이 자유롭지 못해
피로를 쉽게 느끼게 된다.

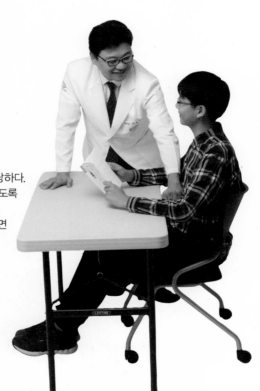

컴퓨터를 사용할 때 :
피로감을 줄여야 업무효율 높아진다

컴퓨터는 스마트폰과 함께 현대인의 척추 건강을 위협하는 대표적인 생활용품이다. 모니터를 들여다보기 위해 목을 길게 빼는 자세는 일자목의 주범이고 몇 시간씩 컴퓨터 앞에 앉아 있는 자세는 허리디스크를 유발한다. 게다가 바르지 못한 자세로 오래 앉아 있는 습관은 집중력을 떨어뜨리고 만성피로의 원인이 되기도 한다. 척추 건강도 지키고 업무효율도 높이려면 바른 자세로 컴퓨터를 사용하는 습관을 생활화해야 한다.

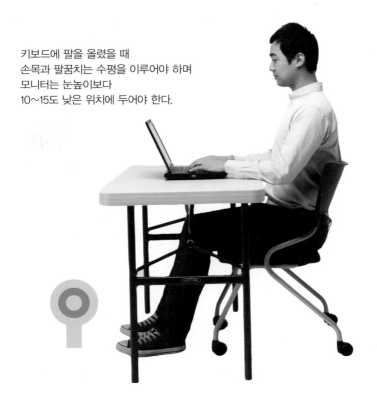

키보드에 팔을 올렸을 때
손목과 팔꿈치는 수평을 이루어야 하며
모니터는 눈높이보다
10~15도 낮은 위치에 두어야 한다.

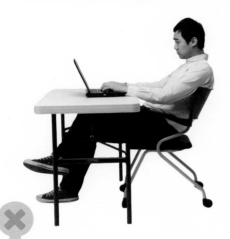

다리를 꼬아 앉는 자세는 골반 변형의 주범이다.
양쪽 다리를 번갈아 꼬면 그나마 균형이 유지되지만
장기적으로는 척추 건강에 좋지 않다.

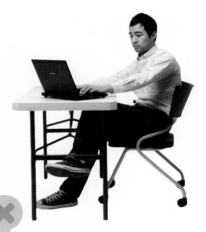

옆으로 비스듬히 앉는 자세는
척추를 전반적으로 틀어지게 만들고
척추의 피로도를 높여 업무효율을 떨어뜨린다.

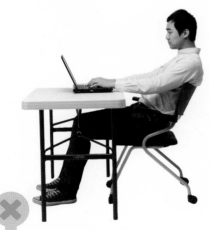

책상과 의자 사이가 멀면
모니터를 들여다보기 위해
목을 앞으로 길게 빼는 자세를 취하게 된다.

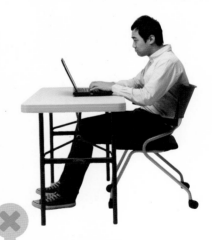

어깨와 가슴을 움츠린 자세는
목과 어깨 근육을 경직시키고
허리에도 부담을 준다.

휴식을 취할 때 :
척추의 긴장을 풀어주는 것이 진짜 휴식이다

어떤 자세든 같은 자세를 1시간 이상 지속하면 척추는 스트레스를 받는다. 바른 자세를 잘 유지하는 경우라도 1시간마다 적어도 10분 정도는 휴식을 취하는 것이 좋다. 휴식을 취할 때는 자세를 바꿔 척추의 긴장을 풀어주어야 한다. 업무를 보던 컴퓨터에서 게임을 하거나 엎드려 자는 등의 습관은 잠시 업무를 잊을 수는 있어도 척추의 긴장 해소에는 오히려 악영향을 미친다. 척추의 긴장을 풀어주려면 일어서서 가벼운 스트레칭을 하는 것이 가장 좋지만 여의치 않을 때는 고개를 뒤로 젖히고 다리를 올려 쉬는 것도 도움이 된다. 이렇게 주기적으로 척추의 긴장을 풀어주는 습관도 바른 자세 못지않게 중요하다.

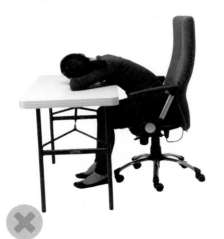

❌ 책상에 엎드리는 자세는
척추의 피로를 풀기는커녕
디스크의 부담만 가중시킨다.

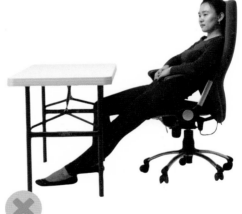

❌ 의자에 앉아 몸을 늘어뜨리고
쉬는 자세도 허리로 하중을 쏠리게 만들어
요통을 유발할 수 있다.

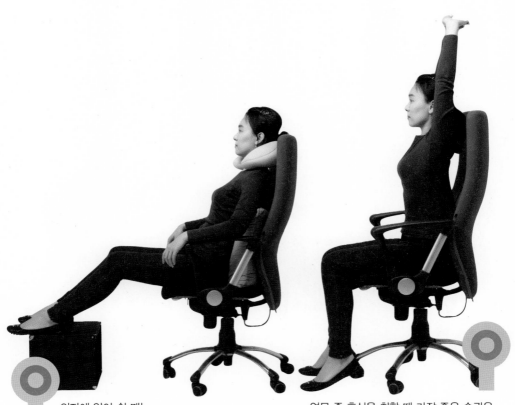

의자에 앉아 쉴 때는
목 베개로 목을 고정하고 등 뒤에는 쿠션을 받쳐
허리를 뒤로 기댈 수 있는 자세가 좋다.
발 받침대에 다리를 올려주면
한결 편안한 휴식을 취할 수 있다.

업무 중 휴식을 취할 때 가장 좋은 습관은
스트레칭을 하는 것이다.
틈틈이 스트레칭을 해주면
혈액순환이 좋아져 집중력을 높일 수 있고
척추질환 예방에도 효과적이다.

전화를 사용할 때 :
목에 끼거나 고개를 숙이지 마라

습관적으로 고개를 숙여 사용하는 스마트폰은 물론 일반 전화도 바른 자세로 사용하
는 사람은 많지 않다. 전화기를 들고 있는 방향으로 무심코 고개를 기울이거나 한 방
향으로만 줄곧 통화하는 습관도 척추 건강에는 문제가 될 수 있다. 특히 업무를 처리
하느라 전화기를 목에 끼고 통화하는 자세는 목과 어깨의 변형을 초래한다. 전화기를
놓치지 않기 위해 목은 비틀고 어깨는 추켜올리는 자세를 취하기 때문이다.

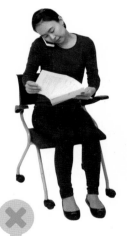

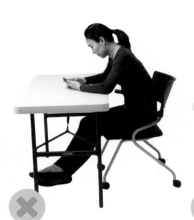

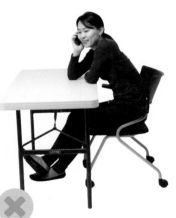

휴대폰이나 전화기를
목에 끼는 습관은
목뼈를 틀어지게 만들고
어깨 균형도
무너뜨릴 수 있다.

고개를 숙인 상태로
스마트폰을 자주 사용하면
근육통과 일자목이 유발된다.

비스듬히 앉은 자세로
통화하거나 전화기 쪽으로
고개를 기울이는 습관도
척추 변형의 원인이 된다.

158

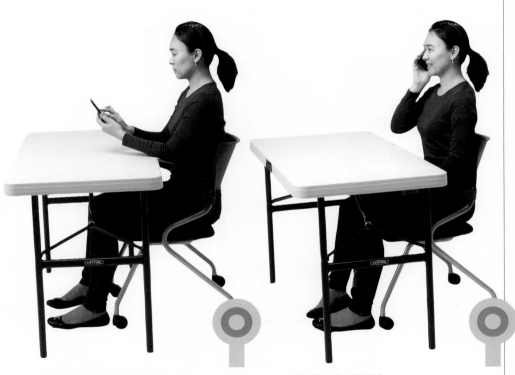

고개를 숙이지 않도록
스마트폰을 들어 올려 사용한다.

통화를 하는 동안에도
목과 허리를 바로 세우려고 노력해야
척추 건강을 해치지 않는다.

텔레비전을 볼 때 :
누워서 텔레비전 보는 습관이 척추질환 부른다

목을 높이 받치고 옆으로 누워 텔레비전을 장시간 시청하는 습관은 척추를 옆으로 휘게 만드는 요인이다. 텔레비전을 보면서 한번 집중하면 좀처럼 자세를 바꾸기 어려울 뿐 아니라 시청하던 자세 그대로 잠들어버리는 경우도 많아 바른 자세에 대한 경각심을 잊기 십상이다. 그렇다고 휴식 수단인 텔레비전을 정자세로 시청할 수도 없는 일이므로 최대한 편안한 자세를 취하기는 하되 척추가 비틀리거나 기우는 일이 없도록 주의해야 한다.

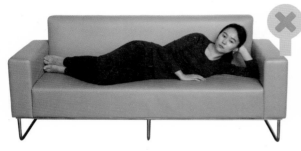

팔베개를 하고 옆으로 누우면 목은 심하게 꺾이고 척추는 전반적으로 틀어진다. 또 팔과 어깨도 압박을 받아 통증과 어깨 불균형의 원인이 된다.

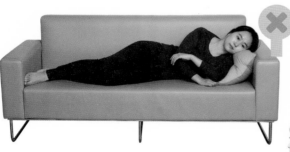

소파 팔걸이를 베거나 쿠션을 높이 받치고 옆으로 눕는 자세도 척추를 틀어지게 만든다.

텔레비전에 집중하느라 몸을 앞으로 기울이거나 상체를 늘어뜨리는 자세도 역시 척추 변형의 원인이 되고 척추질환을 유발할 수 있다.

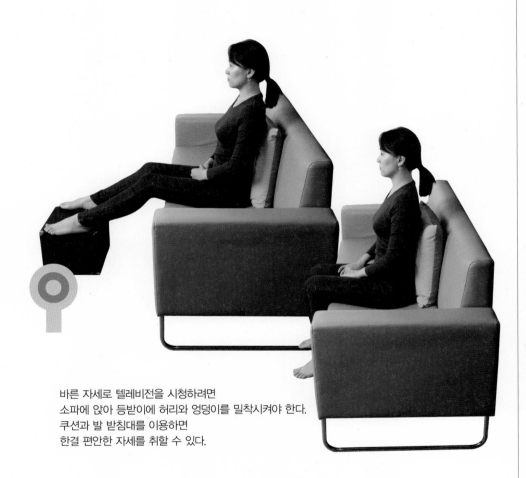

바른 자세로 텔레비전을 시청하려면
소파에 앉아 등받이에 허리와 엉덩이를 밀착시켜야 한다.
쿠션과 발 받침대를 이용하면
한결 편안한 자세를 취할 수 있다.

집안일 할 때 :
반복적인 가사노동이 퇴행성질환 부른다

우리나라 여성들은 유독 퇴행성질환에 취약하다. 중장년층 여성의 상당수가 요통을 경험하는 것은 물론 어깨 통증과 관절염 등으로 고생하는 이도 적지 않다. 이는 여성의 인대가 남성보다 약한 탓이기도 하지만 반복적인 가사노동이 더 큰 요인이다. 가사노동에는 허리를 굽히거나 무릎을 꿇고 해야 하는 일이 많은데다 똑같은 일을 매일 반복해야 하기 때문이다. 척추와 관절에 무리를 주는 자세를 반복적으로 취하면 일찍 노화돼 퇴행성질환을 일으킨다. 따라서 같은 일을 하더라도 척추의 부담을 덜 수 있는 자세를 선택하려고 노력해야 한다.

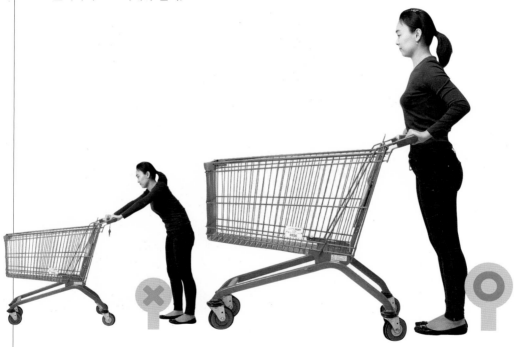

시장을 볼 때 카트는 되도록 몸에 밀착시키는 것이 좋다.
몸에 밀착시킬수록 허리에 힘을 덜 들이고도 카트를 한결 쉽게 밀 수 있다.

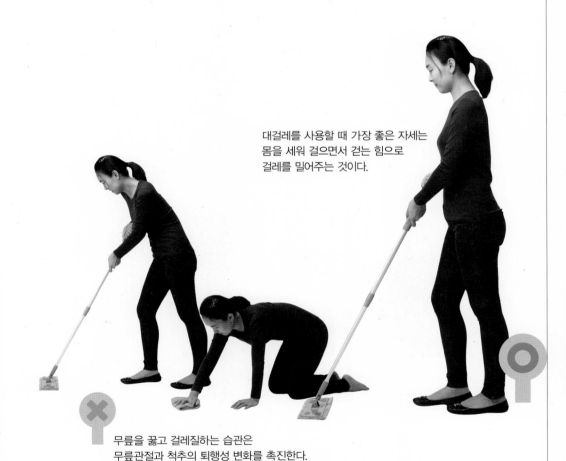

대걸레를 사용할 때 가장 좋은 자세는
몸을 세워 걸으면서 걷는 힘으로
걸레를 밀어주는 것이다.

무릎을 꿇고 걸레질하는 습관은
무릎관절과 척추의 퇴행성 변화를 촉진한다.
대걸레를 사용할 때도 허리를 숙여 힘을 줘가면서
바닥을 닦지 않도록 주의한다.

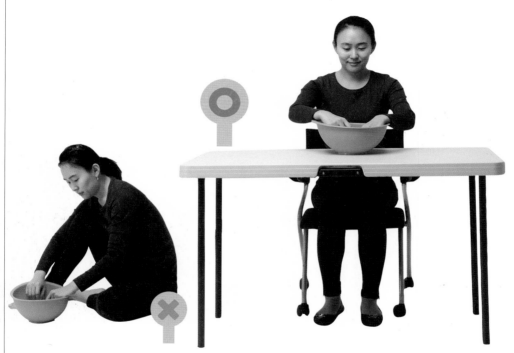

바닥에 쪼그려 앉는 자세는
척추는 물론 골반과 다리관절에도 좋지 않다.
음식 재료를 손질할 때도
식탁에 바른 자세로 앉는 습관이 중요하다.

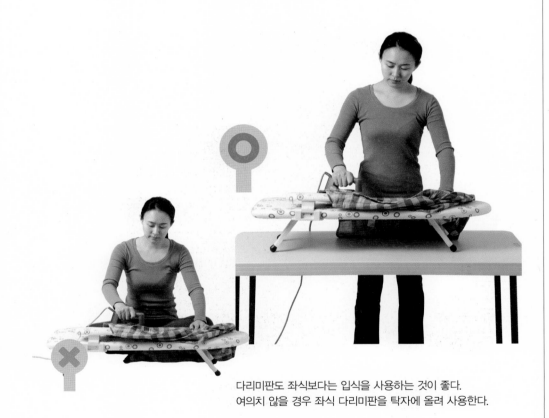

다리미판도 좌식보다는 입식을 사용하는 것이 좋다.
여의치 않을 경우 좌식 다리미판을 탁자에 올려 사용한다.

물건을 들거나 옮길 때 :
허리를 쓰지 말고 다리 힘을 이용하라

급성요통을 호소하는 환자의 대부분이 물건을 들어 올리다가 허리를 삐끗했다는 사람들이다. 유연성이 떨어지는 사람이나 근육과 인대, 디스크에 이상이 있던 사람들이 흔히 겪는 일이지만 척추가 건강한 경우라도 물건을 함부로 들어 올리거나 허리를 깊이 굽히는 동작은 좋지 않다. 이런 동작들이 척추의 퇴행성 변화를 일으키기 때문이다. 물건을 들어 올릴 때는 허리의 힘이 아닌 다리의 힘으로, 바닥에 떨어진 물건을 주울 때도 허리만 굽히지 말고 다리까지 굽히는 식으로 허리에 실리는 하중을 다리로 분산시키는 습관이 척추의 노화 속도를 늦추고 부상 위험도 줄이는 방법이다.

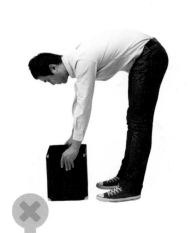

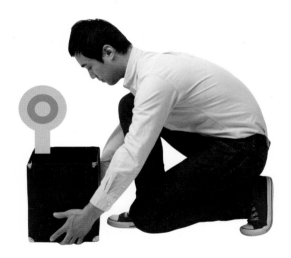

바닥에 놓인 물건을
허리만 굽혀 들어 올리면
허리를 다칠 위험이 높다.

무릎을 굽히고 바닥에 앉아
무릎을 펴면서 다리의 힘으로
물건을 들어 올려야 한다.

허리 높이에서 물건을 몸에 밀착시키면
무게가 몸으로 분산돼 팔과 척추의 부담을 줄이면서
물건을 옮길 수 있다.

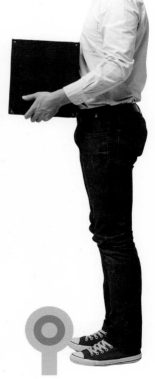

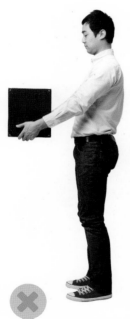

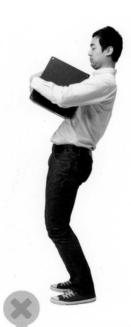

물건을 옮길 때도 몸에서
멀리 떨어뜨릴수록
허리의 부담이 가중된다.

물건을 허리보다 높이 들면
무게중심을 맞추기 위해
허리가 뒤로 젖혀지므로
역시 척추 건강에 좋지 않다.

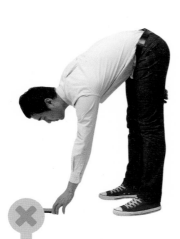

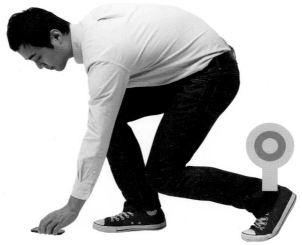

아무리 가벼운 물건이라도
허리만 굽혀 집는 자세는
척추에 충격을 준다.

바닥에 떨어진 작은 물건을 집을 때도
반드시 무릎을 굽혀야 허리가 삐끗하는
만약의 사태를 방지할 수 있다.

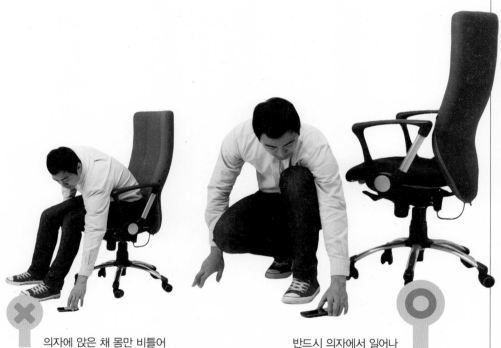

의자에 앉은 채 몸만 비틀어
바닥에 떨어진 물건을 집는 동작도
위험하다.

반드시 의자에서 일어나
무릎을 굽힌 자세에서
바닥의 물건을 집어야 한다.

잠잘 때 : 바르지 못한 수면 자세가
척추와 피부 노화 앞당긴다

사실 수면 자세만큼 바꾸기 어려운 습관도 없다. 바른 자세로 누웠다가도 깨어나 보면 예전 자세 그대로여서 실망스러웠던 경험이 누구에게나 있을 것이다. 그러나 바꾸기 어렵다고 해서 척추 건강에 해가 되는 자세를 방치해서는 안 된다. 하루 중 3분의 1이 잠자는 시간이므로 바르지 못한 수면 자세야말로 척추 건강에 치명적이라고 할 수 있다. 게다가 엎드려 자거나 옆으로 누워 한쪽 방향으로만 자는 습관은 피부를 처지게 해서 일찍 주름을 만들기도 한다. 그러니 번번이 실패하더라도 바르지 못한 수면 자세는 반드시 고치도록 노력해야 한다. 바꾸기 어렵다고 해서 포기하는 쪽보다 지속적으로 노력하는 쪽이 바른 수면 자세를 갖게 될 가능성이 훨씬 높다.

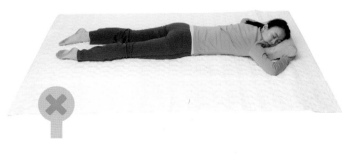

엎드려 자는 자세는
수면 습관 가운데
척추에 가장 해롭다.

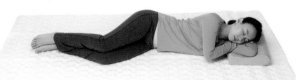

옆으로 누워야 편안하다면
척추와 어깨가 한쪽으로
틀어지지 않도록
눕는 방향을 자주 바꿔주어야 한다.

170

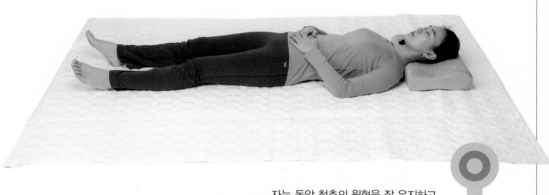

자는 동안 척추의 원형을 잘 유지하고
얼굴 피부도 처지지 않게 하려면
똑바로 누워 자는 자세가 가장 좋다.

잠잘 때 : 바르지 못한 수면 자세가
척추와 피부 노화 앞당긴다

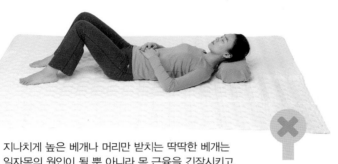

지나치게 높은 베개나 머리만 받치는 딱딱한 베개는
일자목의 원인이 될 뿐 아니라 목 근육을 긴장시키고
낮은 베개는 목뼈를 뒤로 휘게 만들 수 있다.
목의 C자형 곡선을 잘 유지하기 위해서는 머리뿐 아니라
목까지 충분히 받칠 수 있는 베개를 사용해야 하고 누웠을 때
고개가 약간 뒤로 젖혀지는 정도의 높이가 적당하다.

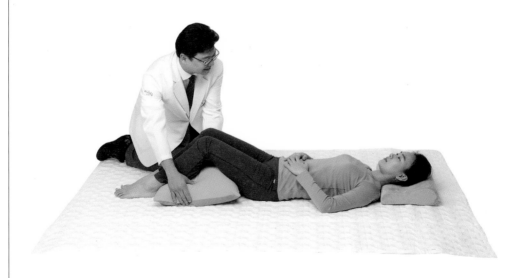

172

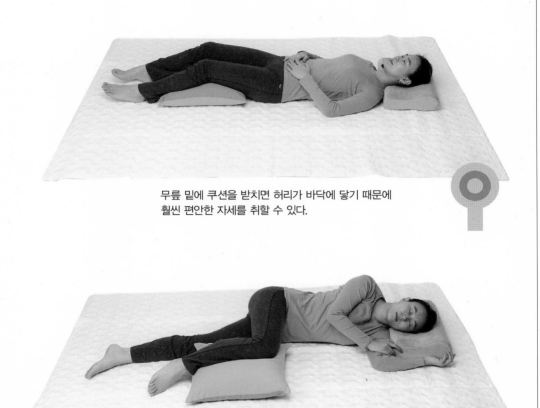

무릎 밑에 쿠션을 받치면 허리가 바닥에 닿기 때문에
훨씬 편안한 자세를 취할 수 있다.

옆으로 누워 잘 때는 한쪽 다리를 굽히고 다리 밑에
쿠션을 받쳐주면 척추로 쏠리는 하중이 줄어
척추의 부담을 덜 수 있다.

Part 5 Posture Revolution

척추질환 예방하는
자세 교정 프로젝트

자세 교정을 위한 스트레칭 기본수칙

- 준비 자세에서 숨을 들이마시고 스트레칭 동작을 할 때 천천히 숨을 내뱉는다.

- 부상을 방지하기 위해 모든 동작은 천천히 실시한다.

- 모든 동작 끝에서 10초간 정지한다.

- 한쪽 방향으로 실시한 동작은 반드시 반대쪽 방향으로도 실시해 좌우 균형을 맞춰준다.

- 뻣뻣해서 잘 돌아가지 않는 쪽 몸을 집중적으로 실시한다.

- 같은 동작을 매일 10회 이상 실시한다.

비뚤어진 몸 바로잡는
스트레칭 프로그램

　스트레칭을 하다보면 한쪽 방향으로는 잘되는 동작이 반대 방향으로는 잘되지 않는 경우가 많다. 앞으로는 숙여지는데 뒤로 젖히기는 힘들거나 왼쪽으로는 잘 돌아가는데 오른쪽으로는 충분히 돌아가지 않는 식이다.

　이런 증상의 대부분은 근육이 굳은 탓이지만 척추의 균형이 깨진 탓이기도 하다. 따라서 뻣뻣하거나 운동범위가 좁아 동작이 잘되지 않는 부위일수록 더욱 적극적으로 실시하는 것이 중요하다.

　앞뒤, 좌우의 균형을 생각하면서 스트레칭을 꾸준히 반복하면 처음에는 잘 안되던 동작이 점차 수월해지면서 한쪽으로 치우친 몸이 바로잡히는 효과가 나타난다. 이렇게 비뚤어진 몸을 바로잡아야만 지속적으로 바른 자세를 유지할 수 있어 다시 척추가 틀어질 위험을 방지할 수 있다.

일자목 교정

귀와 어깨선을 따라 일직선을 그었을 때 귀가 어깨 중심부보다 앞으로 많이 빠져 있을 수록 일자목일 가능성이 높다. 또는 목과 어깨가 자주 뻐근하고 목을 앞뒤로 충분히 숙이거나 젖힐 수 없을 때도 일자목이 진행되고 있을 수 있다. 일자목을 방치하면 디스크의 부담이 늘어나 목디스크로 진행될 수 있으므로 더 악화되기 전에 교정해야 한다. 일자목 교정에는 앞으로 빠져 있는 목뼈를 뒤로 밀어주면서 목 주변의 근육을 강화해주는 스트레칭이 가장 효과적이다.

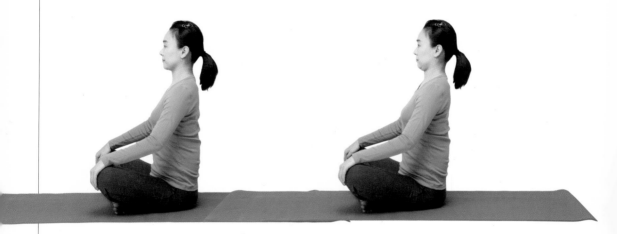

1 가슴을 펴고
시선은 정면을 향한다.

2 머리는 움직이지 말고
천천히 숨을 내뱉으며
턱만 뒤로 최대한 밀어준다.

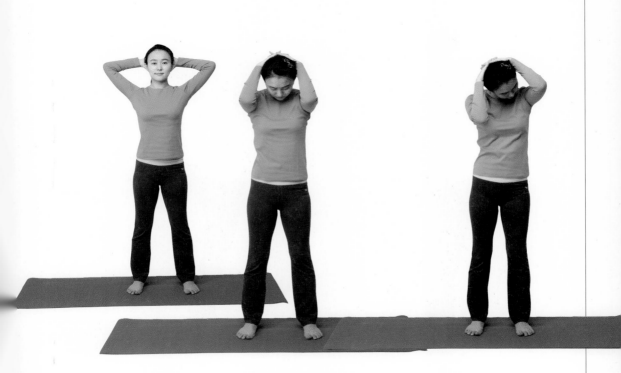

1 양발을 어깨너비로
  벌리고 서서
  양손을 머리 뒤에서
  깍지 낀다.

2 손에 힘을 주며
  머리를 최대한 앞으로
  잡아당긴다.

3 ②의 자세에서
  목을 최대한 옆으로 비틀어
  손으로 눌러준다.

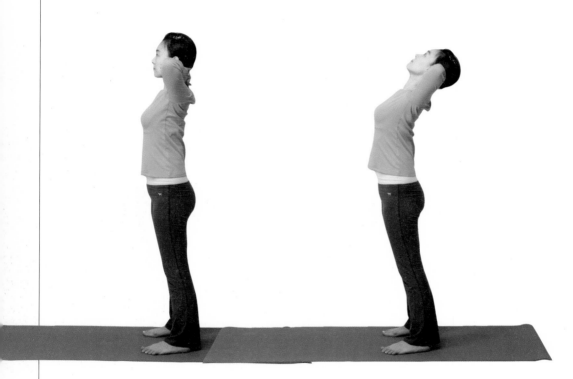

1 양발을 어깨너비로 벌리고 서서
양손을 깍지 껴서 뒷목을 받친다.

2 가슴을 뒤로 젖히면서
목도 젖혀준다.

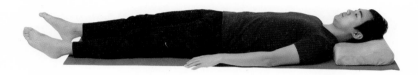

1 목을 충분히 받쳐줄 수 있는
낮은 베개를 베고 똑바로 눕는다.

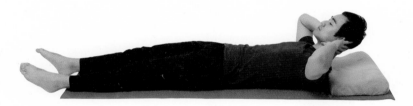

2 양손으로 귀 뒤쪽 머리와 목을 받친 후
손에 힘을 주며 머리와 목을 최대한 잡아 일으킨다.
이때 고개를 숙이지 않도록 주의한다.

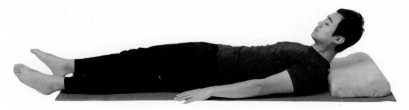

3 손을 떼고 목의 힘만으로 10초간 버틴 후
①의 자세로 돌아간다.

좌우 균형 깨진 어깨 교정

어깨 높이가 다르면 척추도 틀어지고 목도 기우뚱해지는 자세를 취하기 쉽다. 한쪽 방향으로만 옆으로 누워 자거나 한쪽 어깨로만 가방을 메는 등의 습관을 고치는 것이 어깨의 균형을 바로잡는 방법이지만 스트레칭을 병행하면 한결 빠른 교정 효과를 기대할 수 있다. 스트레칭을 할 때 상대적으로 불편함을 느끼는 부위가 있다면 그쪽 어깨의 스트레칭을 더 많이 실시해야 좌우 균형을 맞추는 데 도움이 된다.

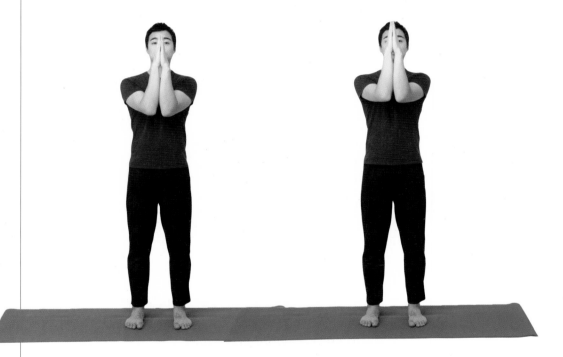

1 양발을 어깨너비로 벌리고 서서 팔꿈치를 붙여 합장한 자세를 취한다. 이때 손끝 높이를 맞춰준다.

2 팔꿈치가 떨어지지 않도록 천천히 위로 들어올린다.

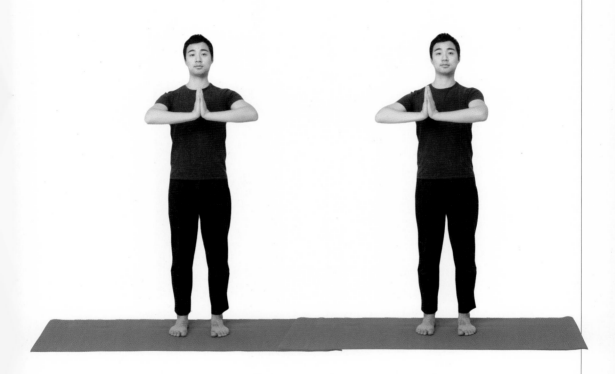

1 양발을 어깨너비로 벌리고 서서
  팔꿈치를 수평으로 들어 올려 합장한다.

2 한쪽 손바닥으로
  반대편 손바닥을 최대한 밀어준다.
  고개와 목은 정면을 향한다.

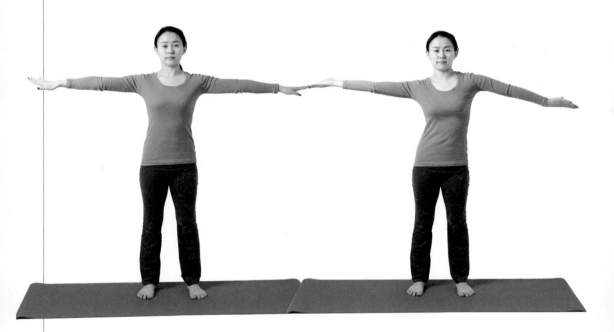

1 양발을 어깨너비로 벌리고 서서
   양팔을 옆으로 수평이 되게 들어 올린다.

2 트위스트를 하듯
   한쪽 손바닥을 위로 뒤집고
   반대편 손바닥을 아래로 뒤집는다.
   어깨가 틀어지는 느낌이 나도록
   실시한다.

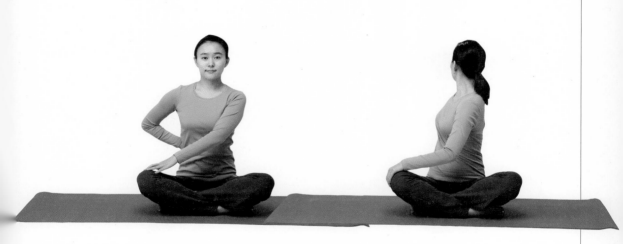

1 양반다리를 하고 바닥에 앉아
한 손은 허리 뒤에 받치고
반대편 손은 반대편 무릎 위로 올린다.

2 상체를 허리 뒤에 받친
손 방향으로 최대한 틀어준다.
고개와 시선은 몸을 따라간다.

185

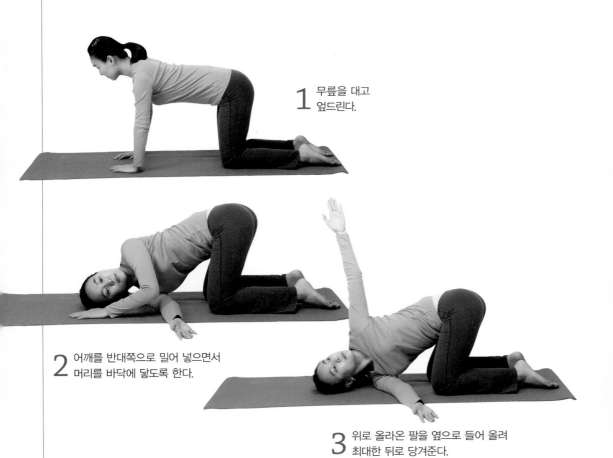

1 무릎을 대고
엎드린다.

2 어깨를 반대쪽으로 밀어 넣으면서
머리를 바닥에 닿도록 한다.

3 위로 올라온 팔을 옆으로 들어 올려
최대한 뒤로 당겨준다.

186

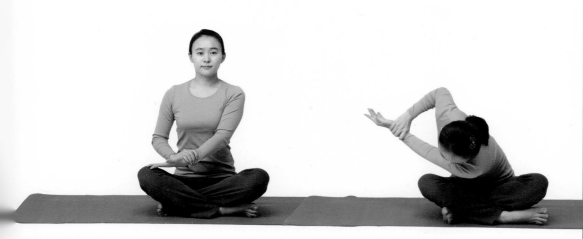

1 양반다리로 앉아 한쪽 팔을
반대편 무릎 위에 손바닥이
위를 향하도록 놓는다.

2 반대편 손으로
손목을 잡아당기는 느낌으로 팔을 당겨
어깨가 무릎에 닿도록 한다.

구부정한 등 교정

일상에서는 몸을 뒤로 젖히는 자세보다 앞으로 숙이는 자세를 주로 취하기 때문에 스트레칭을 할 때는 몸을 뒤로 젖히는 동작을 많이 하는 것이 좋다. 등을 뒤로 젖히거나 가슴을 활짝 펴면서 등을 움츠리는 등의 동작은 구부정한 등을 바로 세워 일자목과 일자허리를 교정하는 데도 도움이 된다. 특히 공부하는 자세 때문에 등이 굽기 쉬운 성장기 아이일수록 등을 뒤로 젖히면서 등 근육을 강화할 수 있는 스트레칭을 꾸준히 하는 것이 중요하다.

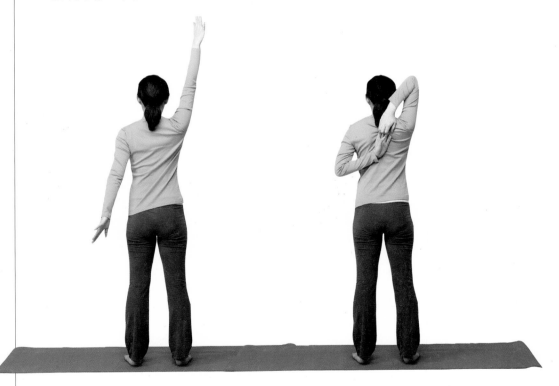

1 양발을 어깨너비로 벌리고 서서 한쪽 팔은 어깨 위로, 다른 팔은 등 뒤로 보낸다.

2 등 뒤에서 두 손을 맞잡는다.

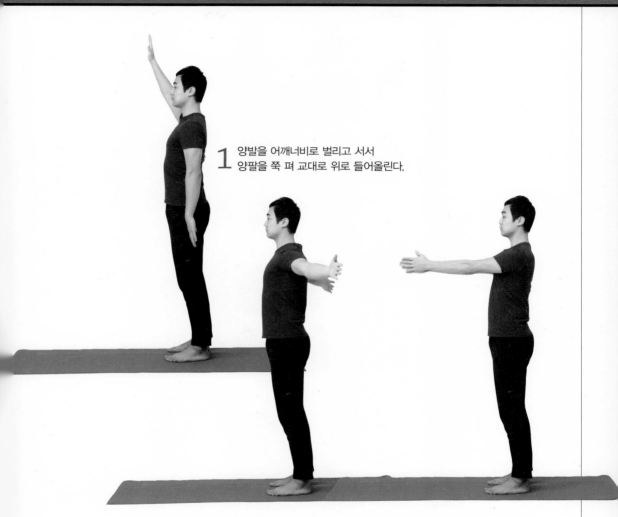

1 양발을 어깨너비로 벌리고 서서
양팔을 쭉 펴 교대로 위로 들어올린다.

2 가슴을 쭉 펴면서
양팔을 뒤로 힘껏 펼친다.

3 뒤로 펼쳤던 양팔을
앞으로 모았다가 다시
뒤로 펼치는 동작을 반복한다.

1 무릎을 대고
엎드린다.

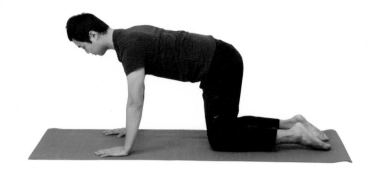

2 양손은 그대로 둔 채
등이 땅기는 느낌이 나도록
엉덩이를 최대한 발쪽으로 밀어
엉덩이가 발뒤꿈치에 닿도록 한다.

3 엉덩이를 들어 올리면서
팔을 앞으로 쭉 뻗어준다.

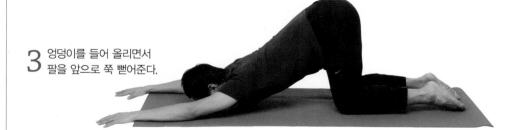

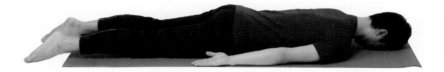

1 바닥에 완전히 엎드려
양팔의 손바닥을 위로 향하게 해서 몸 옆에 둔다.

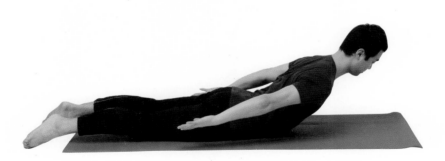

2 양팔을 뒤로 들어 올리며
머리와 등을 최대한 들어 올린다.

일자허리 교정

허리의 S자형 곡선이 사라지면서 허리가 일자형으로 변하면 충격 흡수 기능이 떨어져 요통을 유발하고 허리디스크의 원인이 된다. 베개를 베지 않고 바닥에 똑바로 누웠을 때 허리에 손바닥조차 들어가지 않을 정도로 틈이 없는 경우 일자허리가 의심된다. 이 때는 허리뼈가 본래의 자리로 되돌아갈 수 있도록 허리를 뒤로 젖히는 스트레칭이 효과적이다. 일자허리로 인해 척추가 충격을 흡수하지 못하는 상태에서 지나치게 무리한 동작을 하면 허리를 다칠 위험이 있으므로 초기에는 누워서 허리를 들어 올리는 정도의 가벼운 스트레칭부터 시작해야 한다.

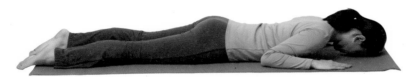

1 양쪽 팔꿈치를 굽혀 손으로 바닥을 짚은 자세로 몸을 완전히 엎드린다.

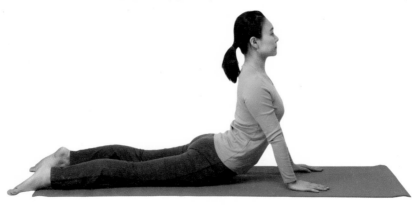

2 손에 힘을 주며 상체를 최대한 들어 올린다.
이때 허리와 엉덩이에 힘이 들어가지 않도록 주의한다.

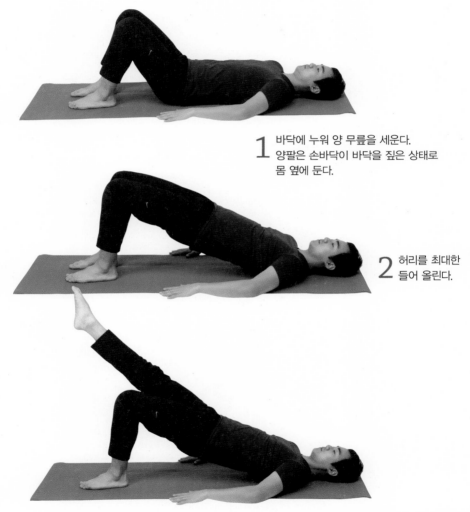

1 바닥에 누워 양 무릎을 세운다.
양팔은 손바닥이 바닥을 짚은 상태로
몸 옆에 둔다.

2 허리를 최대한
들어 올린다.

3 ②의 자세에서 한쪽 다리를 쭉 뻗어 들어 올린다.
이때 들어 올린 허리가 처지지 않도록 주의한다.

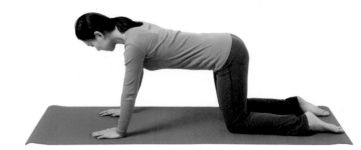

1 무릎을 꿇고
  네발 자세로 엎드린다.

2 고개를 숙이면서
  무릎을 굽힌 한쪽 다리를
  가슴 쪽으로 잡아당긴다.

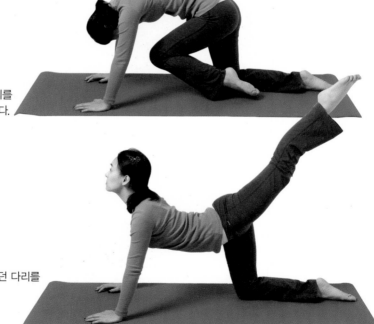

3 고개를 들어 올리면서
  가슴 쪽으로 잡아당겼던 다리를
  뒤로 힘껏 차올린다.

194

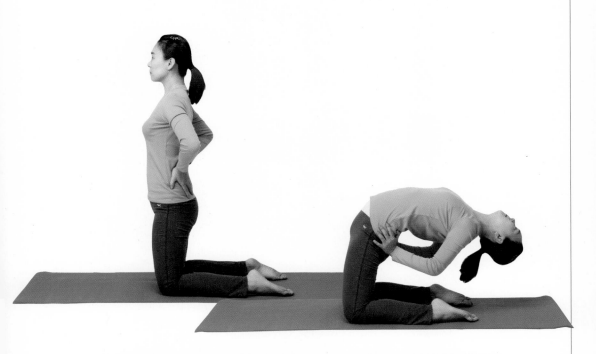

1 무릎을 꿇고 앉아 허벅지와 상체는 곧게 펴준다. 이때 무릎 사이는 어깨너비만큼 벌린다.

2 양손으로 허리 아래를 받친 다음 천천히 상체를 뒤로 젖혀 활처럼 휘게 만든다. 목도 힘을 빼고 같이 젖혀준다.

한쪽으로 틀어진 허리 교정

팔을 내리고 허리를 깊이 숙였을 때 양쪽 손끝 길이에 차이가 있거나 허리가 한쪽 방향으로는 잘 돌아가는데 반대 방향으로는 어색하다면 허리가 한쪽으로 틀어진 결과일수 있다. 한쪽으로 틀어진 허리는 반대 방향으로 틀어주는 스트레칭을 통해 균형을 회복할 수 있다. 허리를 숙였을 때 손끝이 짧은 쪽이나 허리가 잘 돌아가지 않는 방향의스트레칭을 더욱 집중적으로 실시하는 것이 좋다.

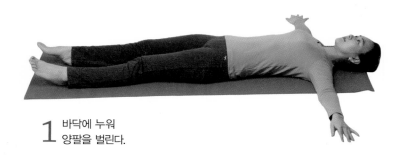

1 바닥에 누워
  양팔을 벌린다.

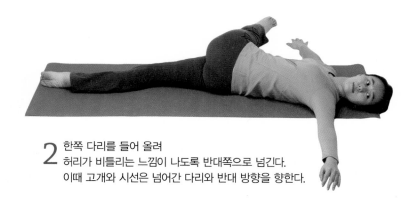

2 한쪽 다리를 들어 올려
  허리가 비틀리는 느낌이 나도록 반대쪽으로 넘긴다.
  이때 고개와 시선은 넘어간 다리와 반대 방향을 향한다.

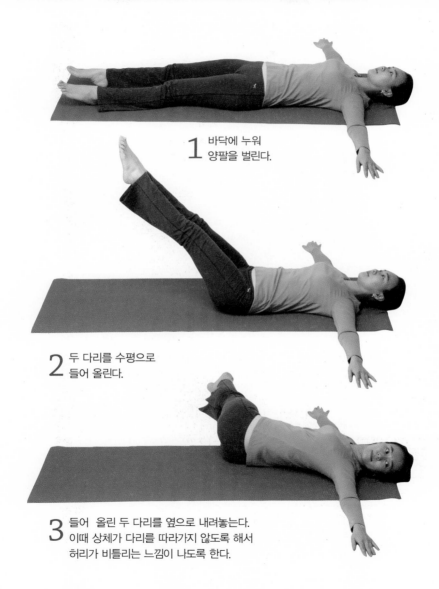

1 바닥에 누워
  양팔을 벌린다.

2 두 다리를 수평으로
  들어 올린다.

3 들어 올린 두 다리를 옆으로 내려놓는다.
  이때 상체가 다리를 따라가지 않도록 해서
  허리가 비틀리는 느낌이 나도록 한다.

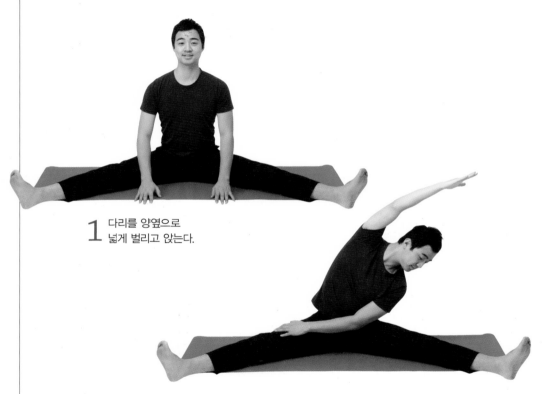

1 다리를 양옆으로
넓게 벌리고 앉는다.

2 한쪽 팔은 들어 올리고
반대쪽 팔은 아래로 가게 한 후
상체를 옆으로 숙인다.

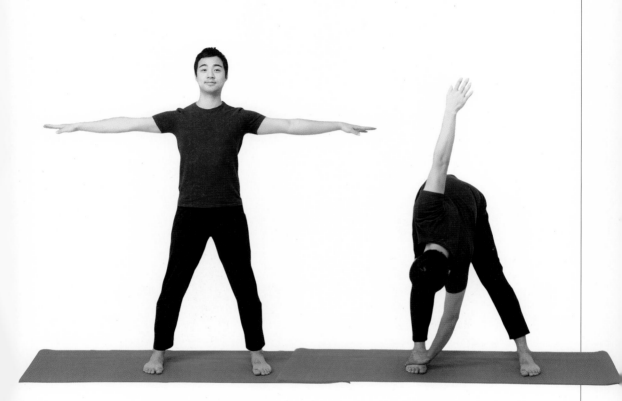

1 다리를 어깨너비보다
넓게 벌리고 서서
양팔도 수평으로 들어 올린다.

2 한쪽 손이 반대편 발에 닿도록
상체를 옆으로 숙인다.

틀어진 골반 교정

목과 어깨, 허리가 틀어져 있으면 골반도 틀어져 있게 마련이다. 따라서 좌우 균형이 맞지 않을 때는 반드시 골반 교정 운동도 병행해야 척추를 원상태로 돌릴 수 있다. 다리길이가 달라 신발의 한쪽 밑창만 닳는 경우, 양반다리를 하고 앉았을 때 한쪽 엉덩이가 들리는 경우, 다리를 꼬아 앉을 때 한쪽 방향만 유독 편안한 경우라면 골반이 틀어진 상태라고 봐야 한다. 이때도 역시 다리 길이가 짧은 쪽, 다리를 꼬아 앉기 불편한 쪽을 집중적으로 스트레칭하는 것이 좌우 균형을 맞추는 방법이다.

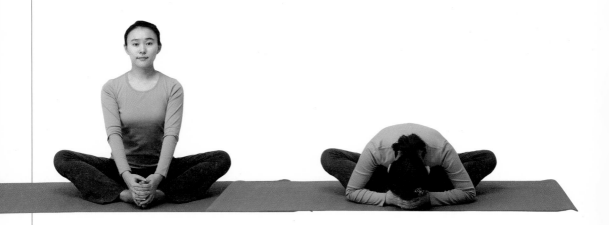

1 상체를 바로 세우고 앉아 양쪽 발바닥을 붙이고 최대한 몸 쪽으로 끌어당긴다. 양손으로는 발을 감싼다.

2 무릎이나 엉덩이가 들리지 않도록 주의하면서 바로 세운 상체를 천천히 숙여준다.

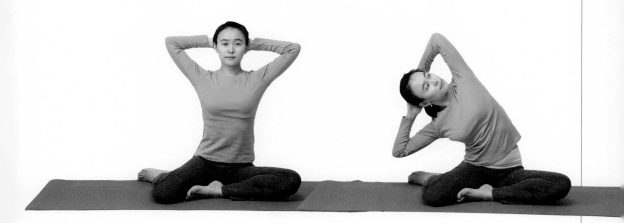

1 상체를 바로 세우고 앉아
한쪽 다리는 가랑이 사이로
최대한 잡아당기고
다른 다리는 엉덩이 뒤쪽으로 돌려준 후
발등이 앞을 향하도록 한다.
이때 양쪽 엉덩이가 바닥에서
들리지 않도록 주의한다.

2 양손을 머리 뒤에서 깍지 낀 후
뒤에 놓인 발쪽으로 상체를 숙인다.
이때 고개와 시선은
위를 향하도록 하고
엉덩이가 들리지 않도록 주의한다.

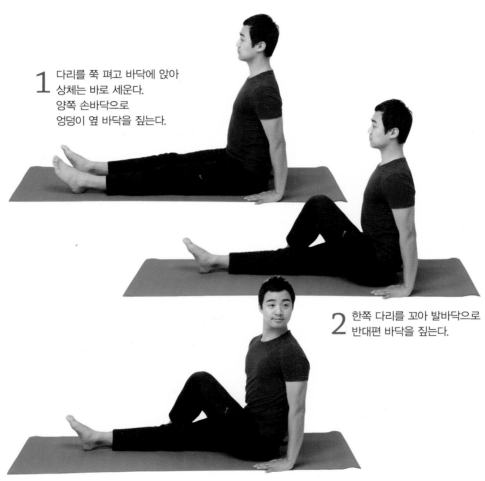

1 다리를 쭉 펴고 바닥에 앉아
상체는 바로 세운다.
양쪽 손바닥으로
엉덩이 옆 바닥을 짚는다.

2 한쪽 다리를 꼬아 발바닥으로
반대편 바닥을 짚는다.

3 몸을 다리가 넘어간 쪽 반대 방향으로
최대한 틀어준다.

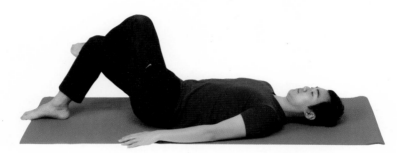

1 무릎을 세우고 바닥에 누워
한쪽 다리를 꼬아 올린다.

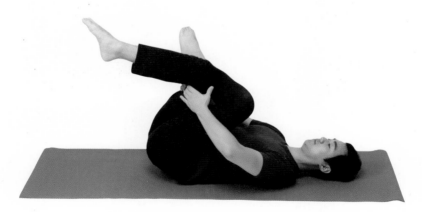

2 꼬아 올린 다리의 반대쪽 다리
무릎 아래를 양손으로 감싸고
앞으로 당긴다.

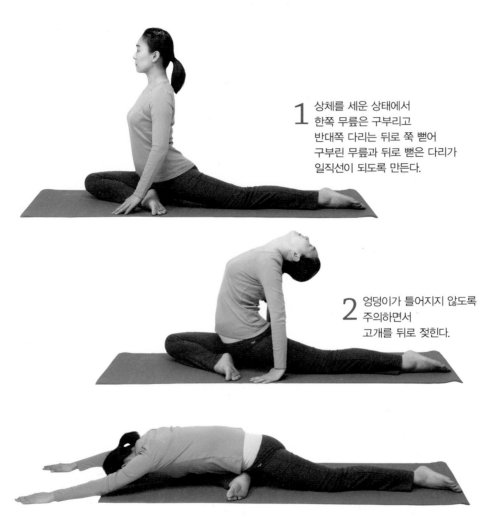

1 상체를 세운 상태에서
한쪽 무릎은 구부리고
반대쪽 다리는 뒤로 쭉 뻗어
구부린 무릎과 뒤로 뻗은 다리가
일직선이 되도록 만든다.

2 엉덩이가 틀어지지 않도록
주의하면서
고개를 뒤로 젖힌다.

3 팔을 앞으로 쭉 뻗으면서 상체를 숙여
가슴이 허벅지에 닿도록 한다.

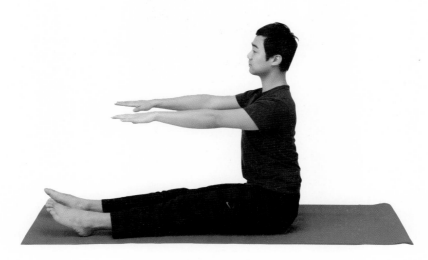

다리를 쭉 뻗고 바닥에 앉아
엉덩이로 걷는다는 생각으로
앞으로 갔다가 뒤로 왔다가를 반복한다.
이때 발끝은 세운다.

통증 완화를 위한 스트레칭 기본수칙

- 준비 자세에서 숨을 들이마시고 스트레칭 동작을 할 때 천천히 숨을 내뱉는다.

- 한쪽 방향으로 실시한 동작은 반드시 반대쪽 방향으로도 실시해 좌우 균형을 맞춰준다.

- 뻣뻣하거나 결리는 느낌이 들 때마다 해당 부위를 풀어줄 수 있는 스트레칭을 수시로 실시한다.

- 무리하지 말고 몸을 움직일 수 있는 범위 내에서 시작해 서서히 운동 범위를 넓혀나간다.

- 몸이 개운해지는 느낌이 들지 않거나 통증이 악화되면 중단하고 병원 검진을 받는다.

통증을 완화하는
스트레칭 프로그램

　근육이 경직되거나 뼈가 틀어지면 피로를 쉽게 느끼고 통증이 나타나기도 한다. 스트레칭은 경직된 근육을 풀어 혈액순환을 원활하게 해주고 틀어진 몸의 균형을 바로잡아주기 때문에 피로 해소와 통증 완화에 효과적이다. 그렇다고 스트레칭이 모든 통증에 좋은 것은 아니다. 평소 없던 통증이 갑자기 생기거나 통증이 극심할 때는 스트레칭이 오히려 증상을 악화시킬 수 있다.

　이런 경우에는 2~3일 안정을 취해 통증이 가라앉은 후 가벼운 동작부터 시작하는 것이 안전하다. 단, 스트레칭을 해도 몸이 개운하지 않고 통증이 완화되지 않거나 심해지는 경우라면 스트레칭을 중단하고 병원 검진을 받아야 한다.

목이 뻣뻣하고 머리도 아플 때

목은 부상을 당하기 쉬운 부위이므로 함부로 꺾거나 돌리지 않도록 주의해야 한다. 특히 근육이 경직된 상태에서 갑자기 움직이면 더욱 위험하다. 목 부위를 스트레칭할 때는 천천히 상하좌우로 움직여주되 근육이 충분히 이완되도록 동작 끝에서 10초 이상 정지하는 것이 좋다. 목 근육을 자주 풀어주면 일자목과 목디스크를 예방할 수 있고 혈액순환이 잘돼 머리가 맑아지는 효과를 볼 수 있다.

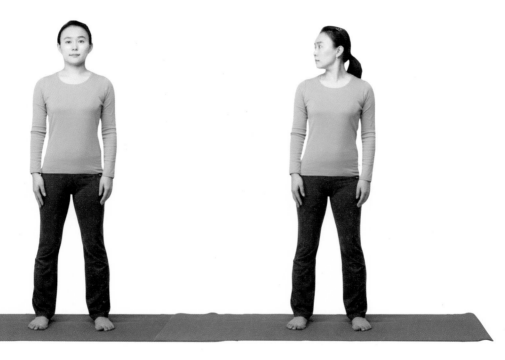

1 양발을 어깨너비로 벌리고 서서 시선은 정면을 향한다.

2 목을 수평으로 최대한 옆으로 돌려준다. 이때 몸이 따라가지 않도록 주의한다.

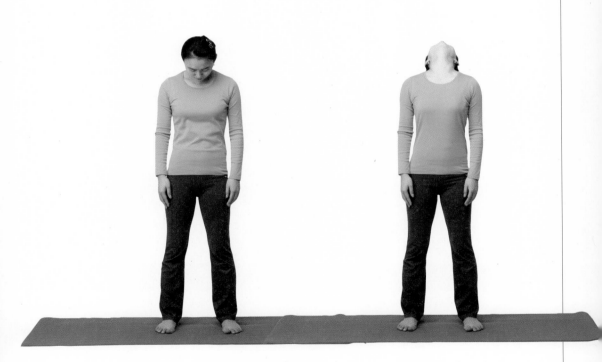

1 머리를 앞으로 숙여
  목 쪽으로 당긴다.

2 천천히 고개를 들어
  머리를 뒤로 최대한 젖힌다.

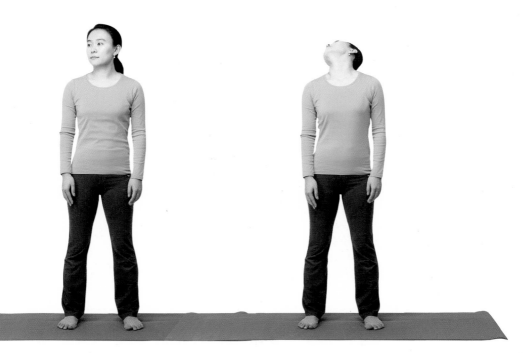

1 목을 수평 상태에서 45도 각도로 옆으로 돌린다.

2 ①의 자세에서 머리를 최대한 뒤로 젖힌다.

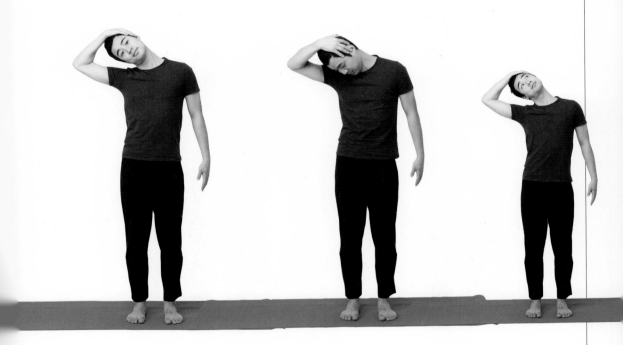

1 한쪽 손으로
반대편 머리를 감싸
팔의 힘만으로
머리를 힘껏 잡아당긴다.
목과 머리에 힘이 들어가지
않도록 주의한다.

2 ①의 자세에서
머리를 천천히
아래로 내린다.

3 다시 머리를 천천히
들어 올리며 시선이 위를
향하도록 한다.
이때 어깨가 따라가지
않도록 주의한다.

어깨가 뻐근할 때

어깨는 목과 연결되는 부위여서 어깨 상태가 좋지 못하면 목 근육도 경직되기 쉽고 반대로 목에 문제가 있어도 어깨 통증으로 연결되기도 한다. 따라서 어깨 근육도 자주 풀어주어야 목과 머리의 혈액순환이 원활해진다. 어깨가 뻐근하게 결릴 때 과도하게 어깨를 움직이면 역효과가 날 수 있으므로 어깨 근육을 천천히 풀어주는 동작을 순차적으로 실시해야 한다. 어깨를 잘 관리하면 극심한 통증을 수반하는 오십견 예방에도 도움이 된다.

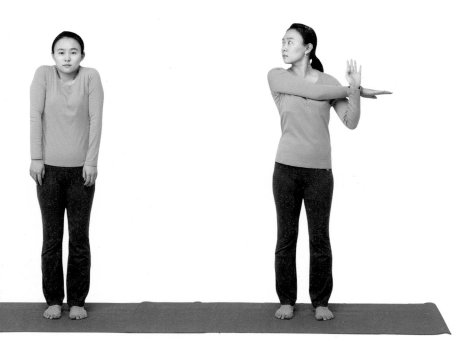

1 어깨를 천천히 위로 올렸다가 내리는 동작을 반복한다.

2 한쪽 팔을 들어 올린 다음 반대쪽 팔로 걸어 힘껏 잡아당긴다. 이때 시선은 몸이 돌아가는 반대 방향을 향한다.

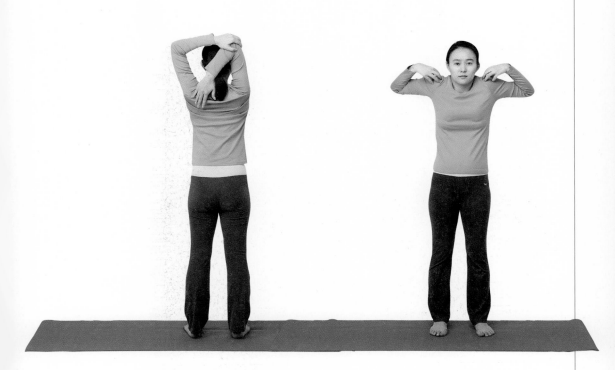

3 한쪽 팔을 어깨 뒤로 넘긴 다음
반대쪽 손으로 팔꿈치를 힘껏 당겨준다.

4 어깨 위에 손을 올리고
크게 원을 그리듯 앞으로 돌려주고
뒤로 돌려주는 동작을 반복한다.

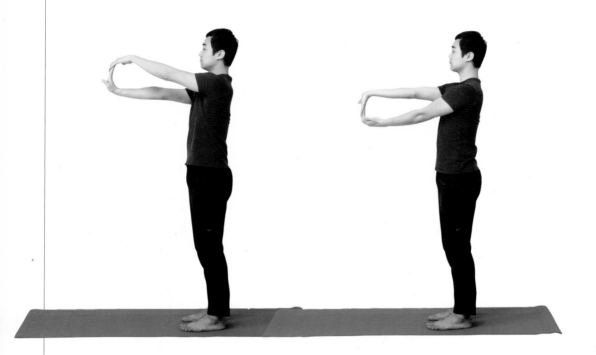

1 한쪽 팔을 앞으로 쭉 뻗어
  손바닥을 세워준다.
  반대편 손으로 손끝을
  가슴 쪽으로 잡아당긴다.

2 그대로 팔을 비틀어
  손바닥을 아래로 향하게 한다.
  반대편 손으로 손끝을
  가슴 쪽으로 잡아당긴다.

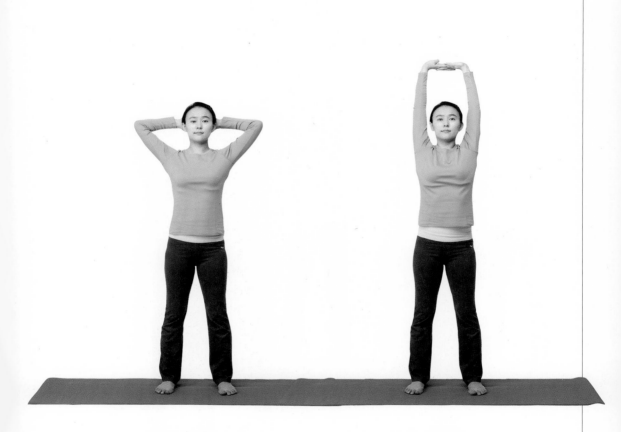

1 양손을 머리 뒤에서
  깍지 낀다.

2 그대로 팔을 위로 쭉 뻗어 올린다.
  팔꿈치는 구부리지 말고
  뻗어 올린 팔이 머리 앞으로
  오지 않도록 주의한다.

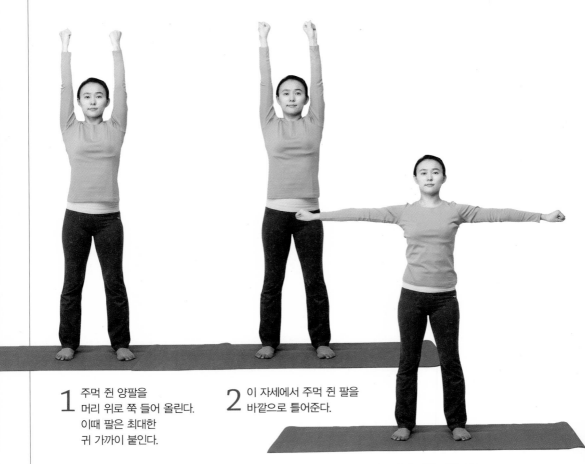

1 주먹 쥔 양팔을
머리 위로 쭉 들어 올린다.
이때 팔은 최대한
귀 가까이 붙인다.

2 이 자세에서 주먹 쥔 팔을
바깥으로 틀어준다.

3 주먹 쥔 팔을 바깥으로
튼 상태에서
천천히 옆으로 내린다.

구부정한 자세로 주로 생활하는 사람들이 자주 호소하는 증상이 등의 통증이다. 등은 근육과 뼈 모두 다른 부위에 비해 움직임이 적어 경직되기 쉽다. 등이 아플 때면 안마를 받는 사람이 많은데 안마는 일시적으로 근육을 풀어주는 효과는 있어도 뼈나 근육을 강화할 수는 없기 때문에 근본적인 해결책이 될 수 없다. 등의 통증을 예방하거나 해소하려면 평소 잘 쓰지 않는 등 근육을 수축, 이완시키는 운동을 통해 뼈와 근육을 강화하는 것이 중요하다.

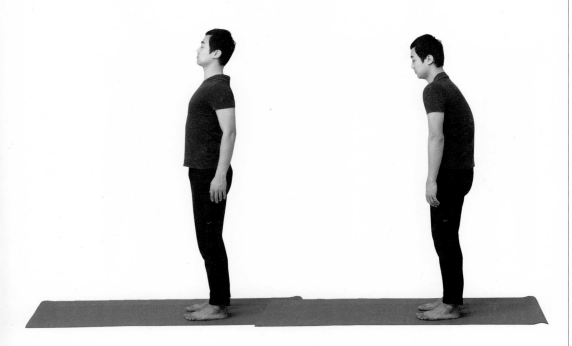

1 양발을 어깨너비로 벌리고 서서 가슴을 내밀면서 등을 수축시킨다. 팔은 자연스럽게 몸 옆에 둔다.

2 가슴을 오므리면서 등을 최대한 펴준다.

등이 무겁고 결릴 때

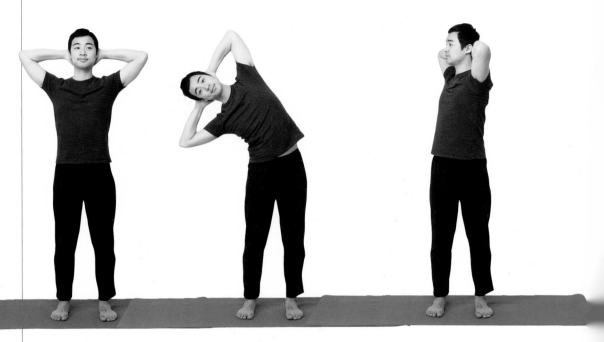

1 양발을 어깨너비로 벌리고 서서
양손을 머리 뒤에서 깍지 낀다.
깍지 낀 팔은 뒤로 활짝 펴준다.

2 상체를 옆으로 숙이면서
허리와 겨드랑이가
땅기는 느낌이 들도록 한다.

3 상체를 옆으로 최대한 틀어
등이 땅기는 느낌이
들도록 한다.

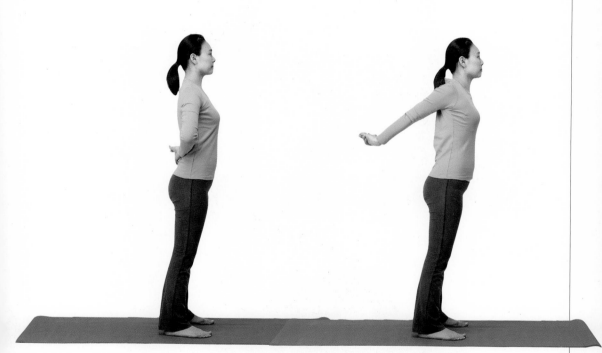

1 양손을 등 뒤에서
  깍지 낀다.

2 깍지 낀 팔을 쭉 뻗으며
  최대한 위로 올린다.
  이때 상체를 숙이지 않도록
  주의한다.

허리디스크가 심하면 허리 통증보다는 골반과 다리 쪽으로 통증이 집중되는 것이 일
반적이다. 따라서 허리가 결리고 시큰거리는 통증은 가벼운 디스크 증상이거나 잘못된
자세로 인해 근육이 뭉친 탓일 가능성이 높다. 이때는 복근과 허리 주변의 근육을 강
화하는 스트레칭이 효과적이다. 척추에 문제가 있거나 가벼운 디스크 증상이 있어도
허리 근육이 탄탄하면 외부 충격을 완화해 통증을 해소하는 데 도움이 되고 퇴행현상
도 늦출 수 있다. 그러나 스트레칭을 해도 요통이 해소되지 않을 경우에는 병원 검진
을 통해 통증의 원인을 찾아야 한다.

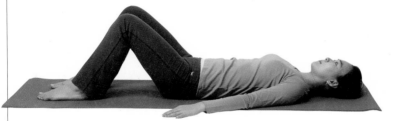

1 바닥에 누워 무릎을 세운다.
양팔은 쭉 펴서 몸 옆에 둔다.

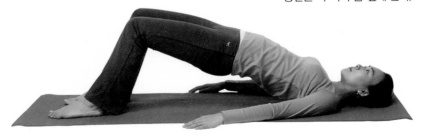

2 양팔로 체중을 지탱하면서
허리를 최대한 위로 들어올린다.

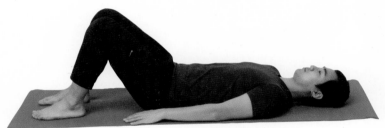

1 바닥에 누워
무릎을 세운다.

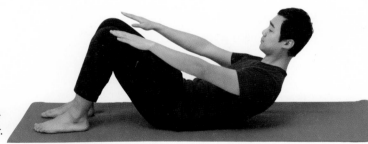

2 양손이 무릎에 닿도록
상체를 일으켜 세운다.

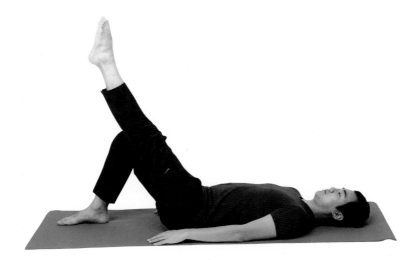

1 바닥에 누워 무릎을 세운 다음
한쪽 다리를 쭉 펴서 천천히 들어 올린다.

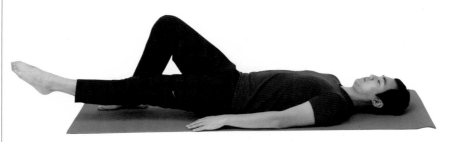

2 들어 올렸던 다리를 서서히 내리되
바닥에 닿기 전에 다시 들어 올린다.

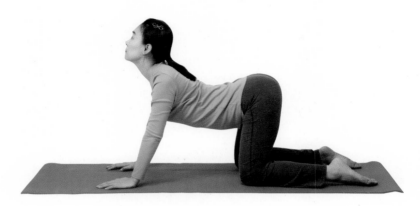

1 바닥에 무릎을 대고 엎드려
허리를 아래로 잡아당기면서 고개를 든다.

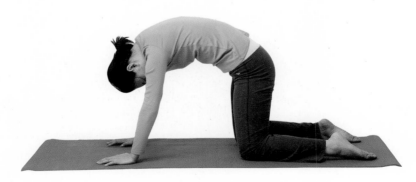

2 허리를 위로 최대한 들어 올리면서
고개를 숙인다.

엉덩이가 무겁고 아플 때

엉덩이 통증의 원인은 다양하다. 골반이 틀어지거나 앞 또는 뒤로 빠져 있어도 엉덩이 부위가 불편할 수 있고 허리디스크나 골반의 관절염이 원인일 수도 있다. 또는 오래 앉아 있어 혈액순환에 장애가 따를 때도 엉덩이가 뻐근하면서 아픈 증상이 나타나기도 한다. 허리디스크나 관절염 등이 원인인 경우를 제외하고는 대개 스트레칭으로 엉덩이 통증을 완화할 수 있다. 평소 잘 사용하지 않는 엉덩이 근육을 단련시키면 골반이 제자리를 찾으면서 뭉친 근육이 풀어지고 탄력 있는 엉덩이를 만들 수 있다.

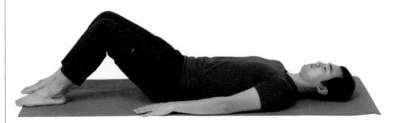

1 바닥에 누워 양 무릎을 세운다.
양손은 자연스럽게 바닥에 둔다.

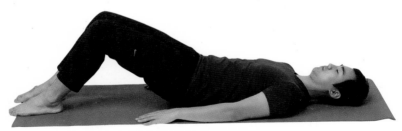

2 등은 바닥에서 떼지 말고
골반만 배 쪽으로 힘껏 당겨준다.
배에 힘이 들어가지 않도록 주의한다.

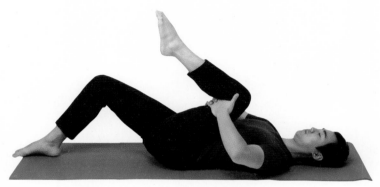

1 바닥에 누워 양손으로 한쪽 무릎 아래를 감싼 다음
가슴 쪽으로 최대한 잡아당긴다.

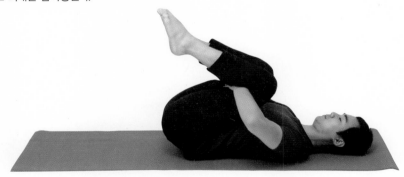

2 반대쪽 다리도 실시한 후 양쪽 무릎을 팔로 감싸 안고
동시에 가슴 쪽으로 당긴다.

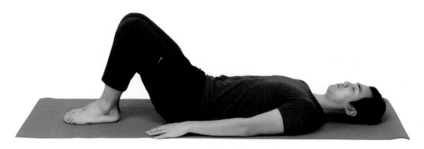

1 양 무릎을 붙여 세우고
바닥에 눕는다.

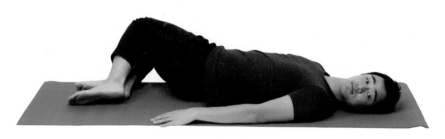

2 상체는 그대로 둔 채 양 무릎이 바닥에 닿도록 옆으로 틀어준다.
고개와 시선은 무릎이 넘어간 반대 방향을 향한다.

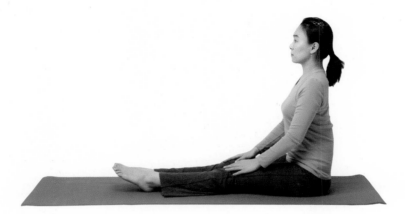

1 다리를 쭉 뻗고 바닥에 앉아
상체는 바로 세운다.

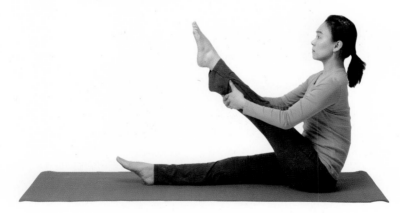

2 양손으로 한쪽 다리의 종아리를 감싸 위로 들어 올린다.
무릎을 굽히거나 고개를 숙이지 않도록 주의한다.

227

다리가 땅기고 저릴 때

허리디스크로 인해 다리가 땅기고 저릴 때는 원인치료를 먼저 해야 하지만 자세가 나쁘거나 피로가 누적돼 다리가 불편할 때는 다리의 긴장을 풀어주어야 한다. 특히 하이힐이나 키높이 신발을 신으면 걸음걸이가 불안정해 다리 근육이 경직되기 쉬우므로 스트레칭이 더욱 중요하다. 스트레칭으로 다리에 쌓인 피로를 제때 풀어주면 보기 흉한 군살이나 근육이 붙는 현상을 방지할 수 있어 매끈한 다리 라인을 만드는 데도 효과적이다.

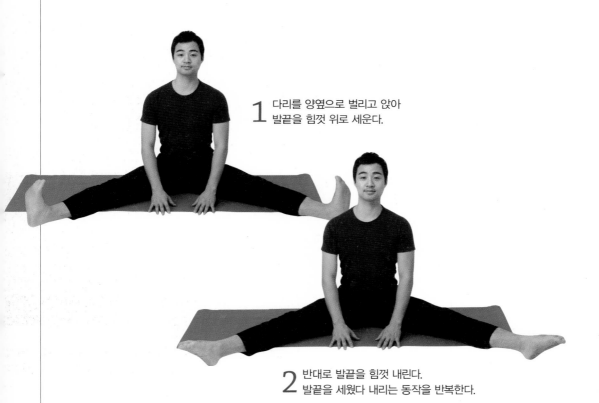

1 다리를 양옆으로 벌리고 앉아
발끝을 힘껏 위로 세운다.

2 반대로 발끝을 힘껏 내린다.
발끝을 세웠다 내리는 동작을 반복한다.

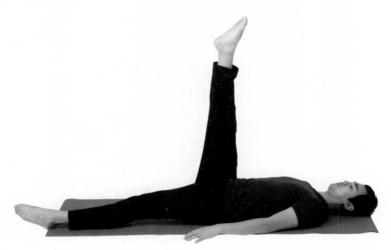

1 바닥에 똑바로 누워
한쪽 다리의 발끝을 세운 상태에서
수평으로 들어 올린다.

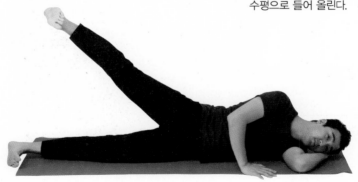

2 머리 밑에 팔을 받치고
옆으로 돌아누워 위로 올라온 다리를
수평으로 들어 올린다.
발끝은 몸 쪽으로 당긴다.

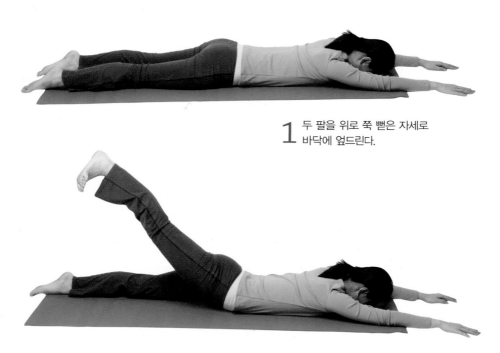

1 두 팔을 위로 쭉 뻗은 자세로
바닥에 엎드린다.

2 한쪽 다리의 발끝을 최대한 앞으로
당긴 상태에서 다리를 뒤로 들어 올린다.
무릎은 굽히지 말고
종아리 뒤쪽이 땅기는 느낌이 나도록 실시한다.

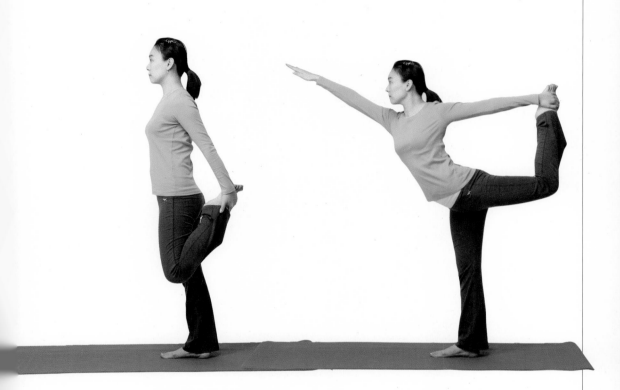

1 똑바로 선 자세에서
한쪽 손으로
같은 쪽 다리의 발목을 잡아
엉덩이 쪽으로 당겨준다.

2 가능하면 반대편 팔을
앞으로 뻗으면서
손으로 잡은 다리를
뒤로 최대한 뻗어본다.

생활도구를 활용한 스트레칭 기본수칙

- 주변에서 쉽게 활용할 수 있는 공간과 도구를 활용해
  수시로 실시한다.

- 준비 자세에서 숨을 들이마시고 스트레칭 동작을 할 때
  천천히 숨을 내뱉는다.

- 한쪽 방향으로 실시한 동작은 반드시
  반대쪽 방향으로도 실시해 좌우 균형을 맞춰준다.

- 스트레칭하려는 부위가 충분히 이완될 수 있도록
  바른 자세를 취하는 것이 중요하다.

- 도구를 활용할 때 넘어지거나 미끄러지지 않도록 주의한다.

생활도구를 활용한
스트레칭 프로그램

　　스트레칭을 요가매트 위에서, 일정 시간을 할애해야만 할 수 있는 운동이라고 생각해서는 꾸준히 실천할 수 없다. 요가매트가 없거나 공간이 좁을 수도 있고 스트레칭에 할애할 만한 시간 여유가 없을 수도 있기 때문이다.

　　스트레칭은 언제, 어디서나 손쉽게 할 수 있는 운동이다. 특별한 도구없이 수건을 이용해서도 가능하고 공간이 좁은 곳에서는 의자나 벽도 훌륭한 스트레칭 도구가 된다. 생활공간 안에서 수시로 근육과 관절을 늘여주는 것이 스트레칭을 가장 잘 실천하는 방법이다.

수건을 이용한 스트레칭

근육이 굳어 운동 범위가 충분히 확보되지 않는 경우에는 수건을 이용하면 좋다. 수건
의 탄력을 이용하면 맨몸으로 할 때보다 운동 강도를 높일 수 있고 동작을 취하기도 쉽
다. 수건을 활용할 때는 양끝을 팽팽하게 잡아당기면서 수건의 탄력으로 근육과 관절
부위를 늘여주는 것이 요령이다. 세안 전후, 수건을 손에 들 때마다 습관적으로 스트레
칭을 하면 따로 시간을 할애하지 않고도 생활 속 스트레칭을 꾸준히 실천할 수 있다.

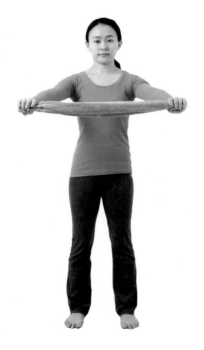

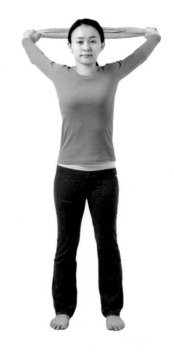

1 팔을 쭉 편 상태에서
양손으로 수건 끝을
팽팽하게 잡는다.

2 팔을 구부리지 않도록 주의하면서
머리 뒤로 최대한
들어 올렸다 내렸다 반복한다.

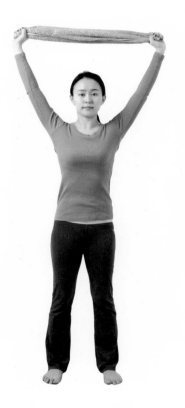

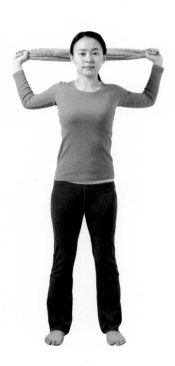

1 팔을 쭉 편 상태에서
양손으로 수건 끝을 팽팽하게 잡고
머리 위로 들어 올린다.

2 머리 뒤에서 수건을
힘껏 잡아당기면서
팔을 굽혔다 폈다 반복한다.

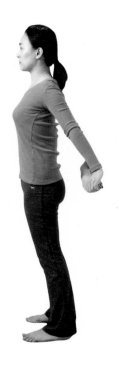
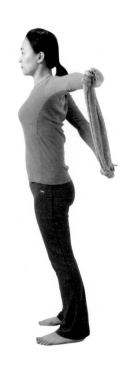
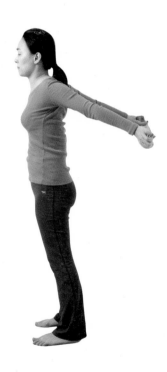

1 등 뒤에서 양손으로
수건 끝을 팽팽하게 잡는다.

2 팔을 쭉 편 상태에서
수건을 좌우로 최대한 높이
잡아당긴다.

3 팔을 쭉 편 상태에서
수건 끝을 팽팽하게 잡고
두 팔을 최대한 위로
들어 올린다.

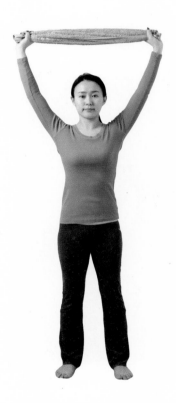

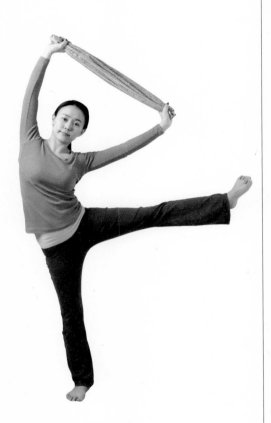

1 수건을 머리 위로 들어 올려
팽팽하게 잡는다.

2 팔을 쭉 편 상태에서
한 손으로 수건을 옆으로 잡아당기면서
잡아당기는 방향의 다리를
옆으로 들어 올린다.

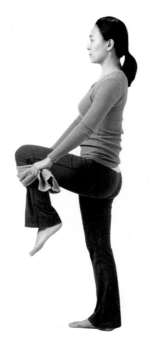

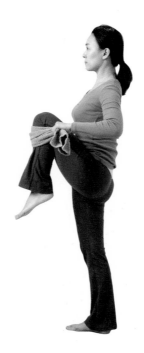

1 선 자세에서 수건을 짧게 잡고
한쪽 다리를 굽혀
수건을 무릎에 건다.

2 수건을 잡아당기면서
무릎을 가슴 쪽으로 당겨준다.

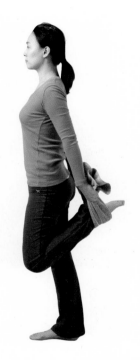

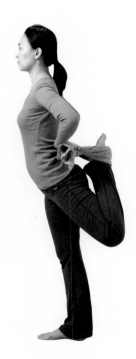

1 선 자세에서 수건을 짧게 잡고
한쪽 다리를 뒤로 굽혀
수건을 발목에 건다.

2 수건을 잡아당기면서
발목을 엉덩이 쪽으로 당긴다.

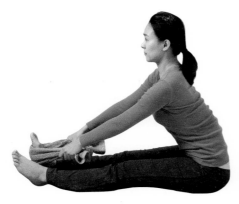

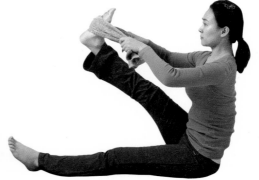

1 두 다리를 쭉 펴고 바닥에 앉아
  수건을 한쪽 발바닥에 건다.

2 무릎과 허리를 굽히지 않도록 주의하면서
  수건을 잡아당겨 다리를 들어 올린다.

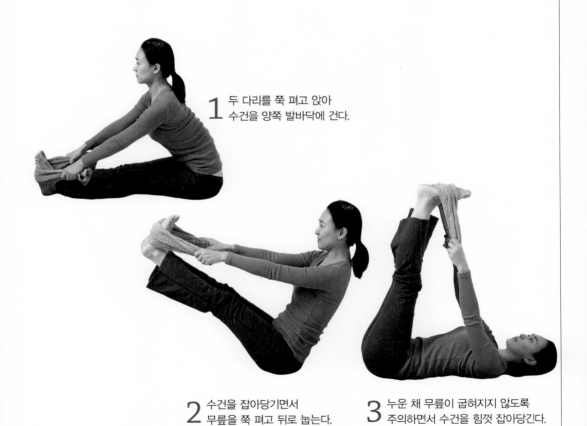

1 두 다리를 쭉 펴고 앉아
수건을 양쪽 발바닥에 건다.

2 수건을 잡아당기면서
무릎을 쭉 펴고 뒤로 눕는다.

3 누운 채 무릎이 굽혀지지 않도록
주의하면서 수건을 힘껏 잡아당긴다.

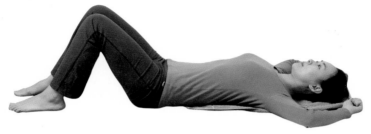

1 수건을 등 밑에 깔고 무릎을 굽혀 눕는다.
이때 수건을 양손으로 잡아당길 수 있도록
머리 위로도 적당한 폭이 나오도록 한다.

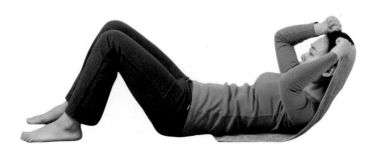

2 머리 위 수건 모서리를 양손으로 잡아당기면서
상체를 최대한 일으킨다.

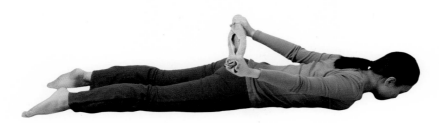

1 바닥에 엎드려 등 뒤에서 양손으로
수건 끝을 팽팽하게 잡는다.

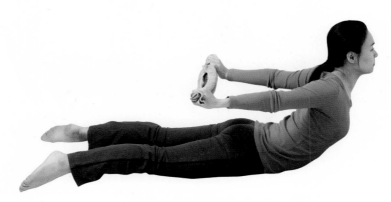

2 등 뒤로 잡은 수건을 들어 올리면서
머리와 상체를 최대한 일으킨다.

의자를 이용한 스트레칭

스트레칭은 공부하거나 일하는 틈틈이 실시해야 더욱 효과적이다. 근육이 뭉치거나 몸의 균형이 흐트러질 여지를 사전에 차단할 수 있기 때문이다. 또 피로 해소와 집중력 강화에도 도움이 되고 척추의 스트레스를 해소해 척추질환의 발병 위험도 낮출 수 있다. 의자를 이용한 스트레칭 동작을 익혀두면 학교나 회사에서도 얼마든지 효과적인 스트레칭이 가능하다.

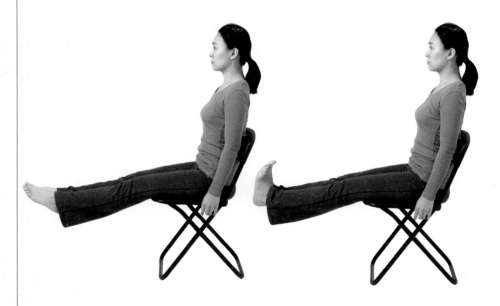

1 의자에 앉아
두 다리를 수평으로
들어올린다.

2 무릎을 쭉 편 채로
발목을 위로
들어올렸다 내렸다 반복한다.

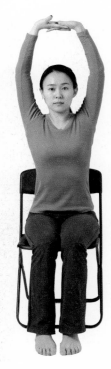

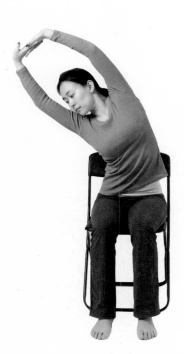

1 의자에 앉아
양손을 머리 위로 들어 올려
깍지 낀다.

2 깍지 낀 팔을 옆으로 내리면서
옆구리를 깊이 숙인다.

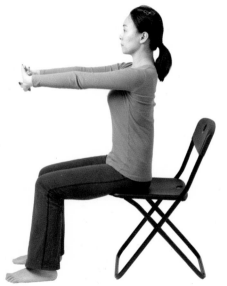
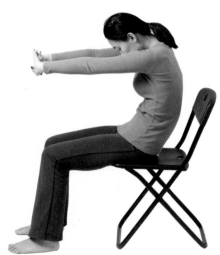

1 의자 끝에 걸터앉아
양손을 앞으로 쭉 뻗어
손바닥이 밖으로 향하도록
깍지 낀다.

2 깍지 낀 팔을 앞으로 쭉 뻗으면서
등을 뒤로 힘껏 밀어준다.

246

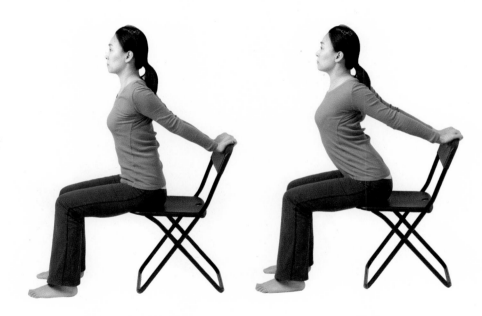

1 의자 끝에 걸터앉아
양손을 뒤로 돌려
의자 등받이를 잡는다.

2 등이 땅기는 느낌이 나도록
상체를 앞으로 힘껏 내민다.

247

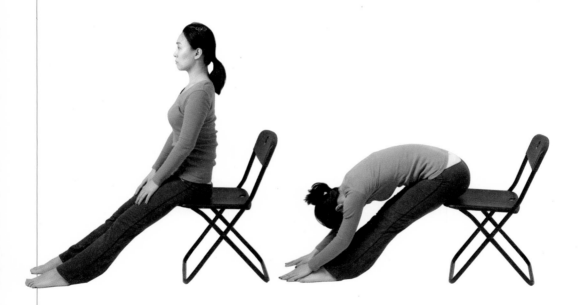

1 의자 끝에 걸터앉아
두 다리를 앞으로 쭉 편다.

2 양손이 발끝에 닿도록
상체를 깊이 숙인다.

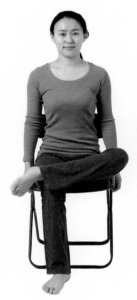

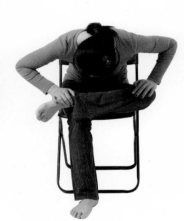

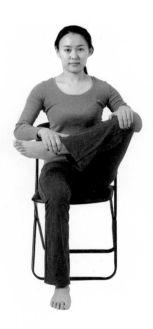

1 의자에 앉아
반 양반다리를 하듯
한쪽 다리를
반대쪽 다리 위에 올린다.

2 위로 올라온 다리를
양손으로 누르면서
엉덩이가 땅기는
느낌이 나도록 상체를
앞으로 숙인다.

3 위로 올라온 다리를
양손으로 잡고
가슴 쪽으로
힘껏 잡아당긴다.

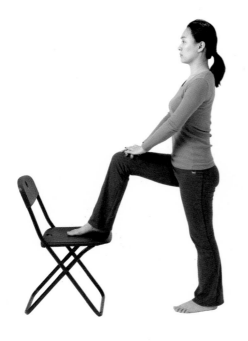 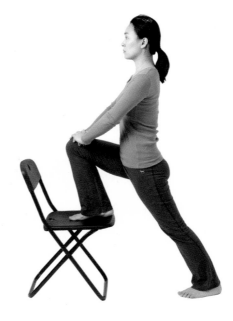

1 의자 앞에 서서
한쪽 다리를 의자 위에 올린다.

2 바닥을 디딘 다리의 발뒤꿈치가
바닥에서 떨어지지 않도록 주의하면서
허리를 쭉 펴고 몸을 앞으로
천천히 밀어준다.

250

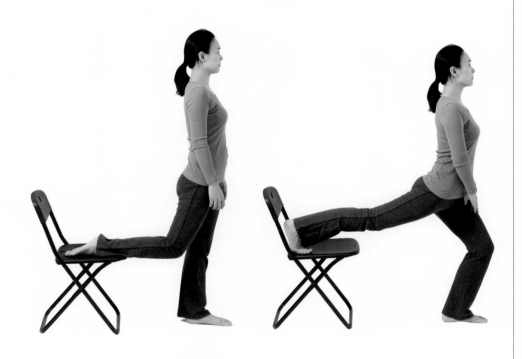

1 의자에서 뒤돌아서서
한쪽 다리를 의자 위에 뒤로 올린다.

2 바닥을 디딘 다리의 무릎을 굽히면서
의자 위의 다리를 쭉 펴준다.

의자를 이용한 스트레칭

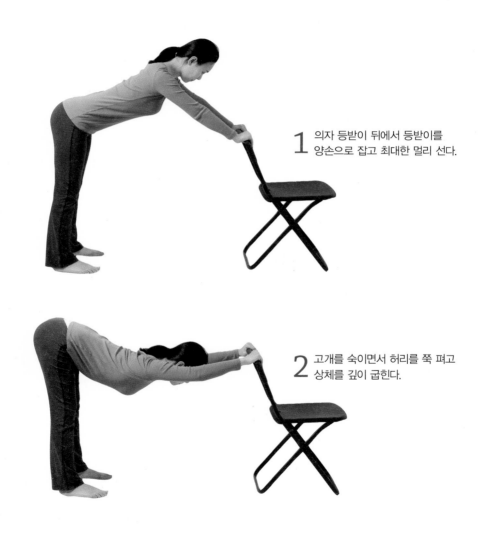

1 의자 등받이 뒤에서 등받이를
양손으로 잡고 최대한 멀리 선다.

2 고개를 숙이면서 허리를 쭉 펴고
상체를 깊이 굽힌다.

252

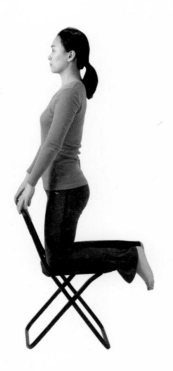

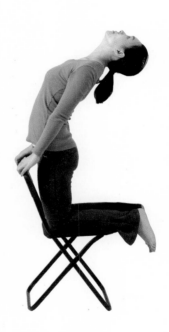

1 의자 위에 무릎을 꿇고 앉아
   의자 등받이를 양손으로 잡는다.

2 의자 등받이를 당기면서
   목과 상체를 뒤로 젖힌다.

벽을 이용한 스트레칭

공간이 충분치 않거나 마땅한 도구가 없을 때는 벽을 이용한 스트레칭도 가능하다. 벽을 이용하면 안정적인 자세를 취할 수 있으므로 허리를 쓰는 데 자신 없는 환자나 균형을 잘 잡기 어려운 고령자 또는 임산부 등도 안전하게 스트레칭할 수 있다.

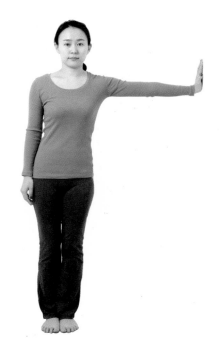 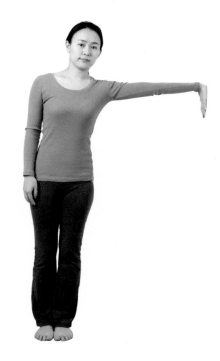

1 벽을 옆에 두고 서서
  팔을 옆으로 쭉 뻗어
  손목을 세워
  손바닥으로 벽을 민다.

2 손목을 아래로 꺾어
  손바닥으로 벽을 민다.

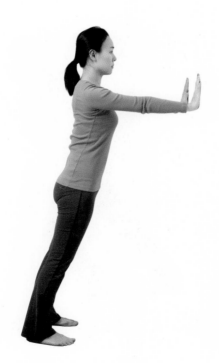

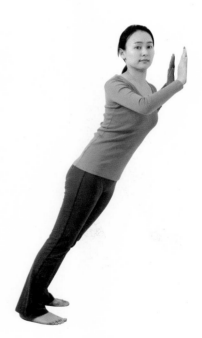

1 양발을 어깨너비로 벌리고
벽에서 한 발짝 떨어져서
양손으로 어깨 높이의 벽을 짚는다.
양손은 어깨너비보다 조금 넓게 벌린다.

2 엉덩이가 뒤로 빠지지 않도록
주의하면서 한쪽 어깨를
벽으로 밀어준다.

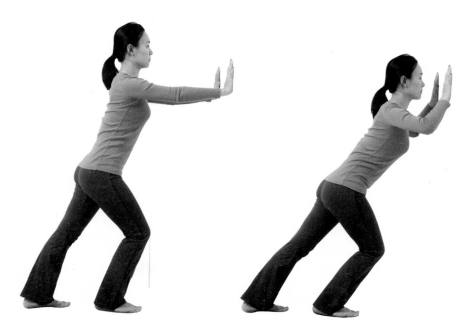

1 양팔을 쭉 뻗어 어깨 높이에서
손으로 벽을 짚는다.
한쪽 다리는 무릎을 약간 굽혀
앞으로 내밀고
다른 다리는 뒤로 쭉 뻗어 11자로 만든다.

2 몸 전체를 앞으로 밀어
팔꿈치를 굽히면서
양손으로 벽을 힘껏 민다.
이때 양쪽 발바닥이 바닥에서
떨어지지 않도록 주의한다.

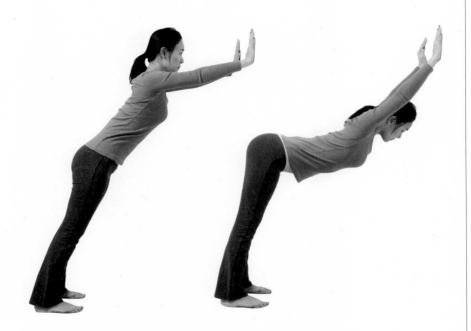

1 양팔을 머리 위로 높이 올려 손으로 벽을 짚은 다음 양발을 어깨너비로 벌리고 벽에서 멀리 떨어진다.

2 벽을 짚은 손을 앞으로 밀면서 머리와 상체를 앞으로 굽힌다.

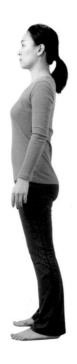

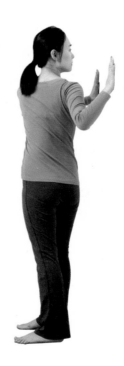

1 다리를 어깨너비로 벌린 후
벽에서 한 발짝 떨어진 위치에
벽을 등지고 선다.

2 다리는 그대로 둔 채
몸을 뒤로 돌려 양손으로
벽을 짚는다.

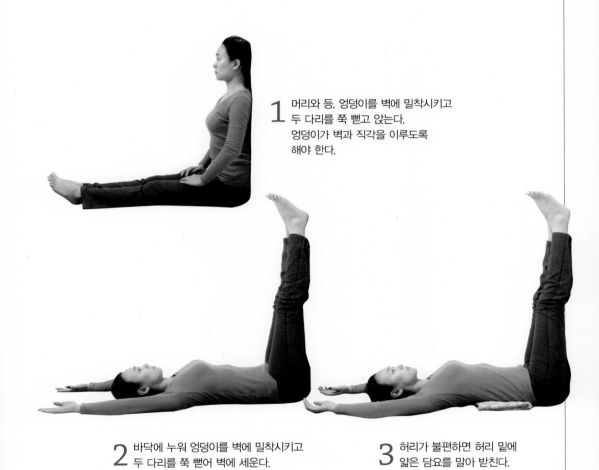

1 머리와 등, 엉덩이를 벽에 밀착시키고
두 다리를 쭉 뻗고 앉는다.
엉덩이가 벽과 직각을 이루도록
해야 한다.

2 바닥에 누워 엉덩이를 벽에 밀착시키고
두 다리를 쭉 뻗어 벽에 세운다.
두 다리는 붙여주고
양팔은 머리 위로 뻗어 올린다.

3 허리가 불편하면 허리 밑에
얇은 담요를 말아 받친다.

259

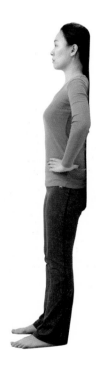

1 다리를 어깨너비로 벌린 후
머리와 등, 엉덩이는 벽에 붙이고
다리는 벽에서 떨어지도록 선다.
양손은 허리 또는 골반 위에 놓는다.

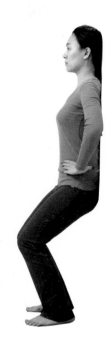

2 머리와 등, 엉덩이가
벽에서 떨어지지 않도록
주의하면서
무릎을 깊이 굽힌다.